I0426582

ESTIRAMIENTOS (Stretching)

© ADOLFO PÉREZ AGUSTÍ (2019)
Edita: Ediciones Masters
www.edicionesmasters.com
MADRID

ESTIRAMIENTOS (Stretching)

Diseño portada: Slabon

ediciones mastersmail.com

ESTIRAMIENTOS (Stretching)

Casi como un sistema en franca oposición a la musculación con pesas, pero perfectamente complementario e imprescindible, el programa de estiramiento y elasticidad constituye una de las formas más saludables y racionales de mejorar la estética corporal y las facultades deportivas.

Aunque se cree que los músculos están diseñados esencialmente para la contracción, mediante la cual se genera fuerza y velocidad, lo cierto es que siempre tiene que existir otro músculo antagonista que permita el movimiento y lo frene cuando aquel llega a su máxima potencia. De no existir ese freno, nuestras articulaciones se dislocarían en pocos minutos y los desgarros musculares nos impedirían volver a efectuar el mismo movimiento. Por ello, si dotamos a nuestros músculos, ligamentos y tendones, de la adecuada elasticidad y capacidad de elongación, lograremos que cuando sea necesaria una gran potencia muscular todo nuestro cuerpo pueda responder al unísono.

Ya sabemos que los músculos poseen la doble función de contraerse y relajarse, siempre de un modo continuado y de manera refleja, siendo igualmente fácil de entender que del mismo modo que procuramos que no se atrofien mediante la práctica de los adecuados movimientos, deberemos posteriormente someterlos a una corta sesión de estiramiento.

El cuerpo humano siempre posee las dos caras de la moneda, fuerte y débil, largo y corto, acortamiento y elongación, pero ya apenas dedicamos unos minutos al día al sano ejercicio del estiramiento. Solamente cuando permanecemos muchas horas sentados en una incómoda silla o nos levantamos de la cama después de una larga noche, tenemos en cuenta las señales de nuestro cuerpo que nos invitan, imperiosamente, a estirarnos. Una vez que lo hemos hecho, un enorme placer se percibe en todo el cuerpo, y nos sentimos llenos de vitalidad, pues hemos devuelto a los músculos su largura inicial.

La conclusión es que el estiramiento es un instinto básico, ya que estiramos nuestros músculos cuando sentimos necesidad de hacerlo y con frecuencia involuntariamente, aunque la normas sociales nos invitan a reprimir ese instinto esencial. Estamos sentados tranquilamente y, antes de que nos demos cuenta de ello, nuestros brazos se han disparado hacia arriba, con los dedos estirados, como si quisieran tocar el techo, al mismo tiempo que de la boca se nos escapa un profundo suspiro.

Por fortuna, el estiramiento puede hacerse en cualquier sitio y en cualquier momento: en la cama, en el despacho, sentado o tumbado en el sofá mientras se ve la televisión o se escucha música; no obstante, si pretendemos mejorar sustancialmente nuestro cuerpo deberemos seguir un programa más amplio y científico, tal y como mostramos en este libro. Todo lo que se necesita para recibir los efectos benéficos de los estiramientos es dedicarles cinco minutos al día (aunque cuanto más tiempo les dedique, tanto mejor.) Puede comenzar por la mañana, mientras aún está en la cama, o también por la tarde, al regresar del trabajo. El estiramiento cotidiano pronto le pondrá en contacto con sus ritmos corporales y si lo acompaña de ejercicios respiratorios, con el tiempo notará una diferencia significativa en su flexibilidad y temperamento, así como en el bienestar mental y emocional.

CAPÍTULO 1

Generalidades

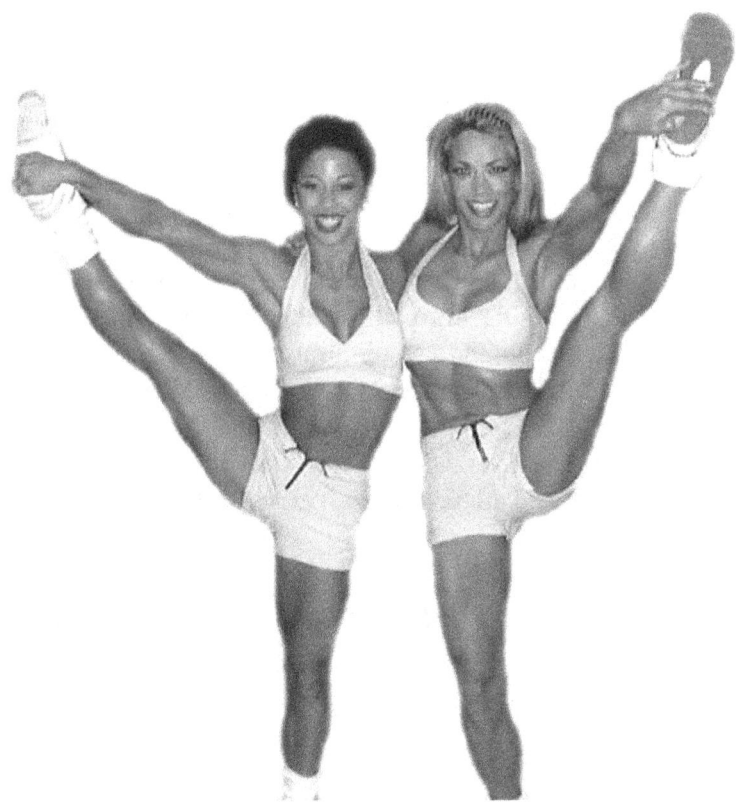

Se puede definir la flexibilidad como aquella amplitud y facultad que nos permite el movimiento de una articulación. Esta amplitud puede ser medida en centímetros o en grados y, dependiendo de cada articulación, así se podrá valorar.

También, y según el individuo, puede existir una gran flexibilidad en un grupo articular -por ejemplo la cadera-, y muy poca en el resto. De igual manera, una persona puede ser capaz de pasar rápidamente de una posición articular a otra, aun cuando no posea gran flexibilidad, y otra, aparentemente más flexible y con gran amplitud de movimientos, necesitará realizar sus movimientos más lentamente.

Algunos ejemplos de ello serían los siguientes:

○ Un alpinista tendrá gran flexibilidad en sus dedos y muñecas, con una gran capacidad para cambiar rápidamente de posición en sus manos, incluso cuando su cintura sea poco flexible.
○ Un futbolista puede tener gran flexibilidad de rodilla y muy poca en los hombros.
○ Un boxeador tendrá unos movimientos de cintura rápidos, pero la articulación de la cadera con respecto al fémur será muy rígida.

> *Cada persona deberá trabajar la flexibilidad que más se adapte a su constitución física y a sus necesidades deportivas, laborales o personales.*

Hay que tener en cuenta que:

○ La planificación de los ejercicios deberá hacerse para que el progreso sea lento, pero sólido, y sin riesgos de lesión, pues un mal entrenamiento en este sentido puede ser irreversible.
○ Cuando un deportista no consiga el suficiente progreso con su programa de elasticidad en unos meses o acuse dolores, deberá ser atendido de manera individual, evitando los entrenamientos en grupo.

○ Los movimientos articulares que se realizan antes del entrenamiento físico, el llamado calentamiento, no son en sí un ejercicio de flexibilidad, sino solamente una manera de lubricar las articulaciones antes del esfuerzo.

○ Para trabajar las articulaciones se requiere un programa adecuado, lento y de progreso continuo.

Beneficios de un programa de flexibilidad

Los ejercicios para mejorar la elasticidad proporcionan una gran variedad de beneficios a cualquier persona, estando en primer lugar el conocimiento del propio cuerpo, sus limitaciones y virtudes.

Las largas horas para mejorar su cuerpo hacen que una persona sepa ciertamente para lo que está cualificada y para lo que no. Basándose en estos conocimientos elaborará la preparación corporal más adecuada, no tratando de realizar actos para los que no está capacitado, los cuales, además, supondrán un riesgo enorme de lesión.

Mejorará también la capacidad de relajarse a voluntad y de eliminar las tensiones que la vida le proporciona, bien sea por el hecho de querer ganar a los demás, como por el deseo de mejorarse a sí mismo. En cualquiera de las dos maneras, la necesidad de relajarse es imperiosa y los ejercicios de mejora articular le ayudarán sensiblemente.

La mayor amplitud articular evitará las enfermedades reumáticas, ya que los movimientos continuados de una articulación impiden su degeneración y la acumulación en ella de sustancias de desecho.

No hay cosa peor para una articulación que la inmovilidad o la limitación de su total amplitud o abertura.

Si con el paso de los años las personas van reduciendo su capacidad para ser flexibles y terminan moviéndose con una rigidez extrema, se debe básicamente a que en años anteriores dejaron de trabajar sus articulaciones en toda su extensión. Un ejemplo de ello lo tendríamos en las vértebras cervicales, especialmente en las personas ancianas, pues cuando miran hacia atrás no giran apenas la cabeza y prefieren rotar la cintura e incluso el cuerpo en su totalidad. Esta limitación en el movimiento del cuello la iniciaron muchos años atrás, quizá por comodidad, y el resultado final es un anquilosamiento de las vértebras cervicales.

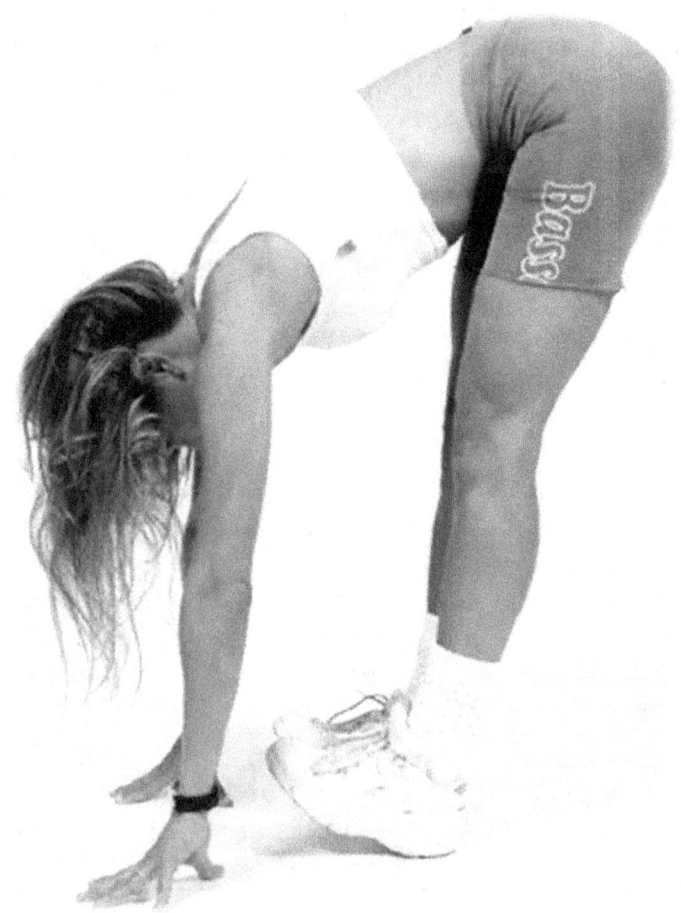

Para tocarse los pies hay que expulsar previamente el aire del abdomen

> *La espalda y las vértebras de la columna son las más afectadas por la falta de ejercicios de estiramiento*

Otro beneficio indudable del programa de flexibilidad es la mejora del aspecto estético, del porte. La posición erecta, lo mismo que la de sentado, necesitan de una buena disposición articular para que sea agradable y no grotesca. Esa misma buena posición contribuirá a que funciones tan importantes como la respiratoria y la digestiva, por ejemplo, se realicen correctamente. Muchos ancianos verían aliviadas sus enfermedades respiratorias si decidiesen realizar más ejercicios corporales, en lugar de tomar tantos medicamentos.

También, y pensando en el deportista, no hay que olvidar que los movimientos articulares limitados restan desarrollo muscular y obligan a ciertos músculos a estar contraídos, lo que les puede ocasionar lumbalgias crónicas, por ejemplo. Estos dolores se podrían evitar si cotidianamente, y al margen de su entrenamiento específico, el deportista o las personas sedentarias incluyeran ejercicios de flexibilidad. Las mujeres, igualmente, podrían ver disminuidos sus dolores menstruales solamente estirando la región pélvica.

Desde el punto de vista exclusivamente deportivo, los ejercicios de flexibilidad mejoran el aprendizaje y el rendimiento, dan unos movimientos corporales más desenvueltos y relajados, mejoran el autocontrol, la autoconfianza en el propio cuerpo, dándole destreza y elegancia.

> *Quizá sea la flexibilidad, la buena flexibilidad, lo que haga diferente a un atleta de otro; la facultad que consiga que alguien sea una superestrella y otro solamente un buen deportista.*

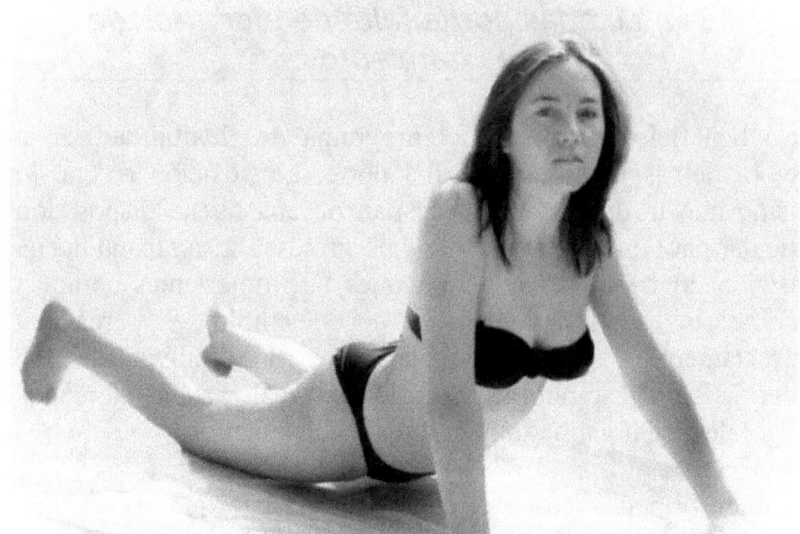

Posición para estiramiento pasivo de la franja abdominal. Hay que tratar de mantener la pelvis pegada al suelo.

Necesidad imperiosa para realizar flexibilidad

Ni los deportistas, ni mucho menos las personas sedentarias, saben que realmente necesitan incluir en su programa de acondicionamiento ejercicios diarios de flexibilidad articular y creen que sus fallos se deben solamente a una cuestión de mala técnica, falta de ejercicio físico o problemas de la edad.

Para dar algunas ideas sobre la necesidad de contar con una buena flexibilidad, he aquí algunos ejemplos:

○ Un tenista necesitará una buena amplitud articular si quiere alcanzar esa pelota que se le escapa; circunstancia que se le dará cientos de veces en cada partido.

○ Un lanzador de béisbol, un pelotari de pelota vasca o un jugador de squach, pueden perder mucha fuerza en sus lanzamientos si no tienen suficiente recorrido en las articulaciones del hombro.

∘ Un karateca deberá limitar sensiblemente el número de técnicas o recursos en la pelea, si sus piernas o cintura carecen de flexibilidad.

∘ Un levantador de pesas necesitará una buena flexibilidad si quiere tener una buena palanca muscular. Cuanto más estirado esté un músculo al comienzo de la técnica, más podrá contraerse después y generar así toda su fuerza. Para ello se necesitan unas articulaciones libres en todo su recorrido.

∘ Un nadador necesitará una gran amplitud en su brazada para ganar velocidad y para ello requiere unos hombros bien flexibles.

∘ Unos tobillos bien flexibles proporcionan mejor arrancada en los corredores.

∘ Finalmente, cualquier persona necesitará disponer de una correcta y amplia flexibilidad y elasticidad si quiere poder desempeñar adecuadamente sus labores diarias.

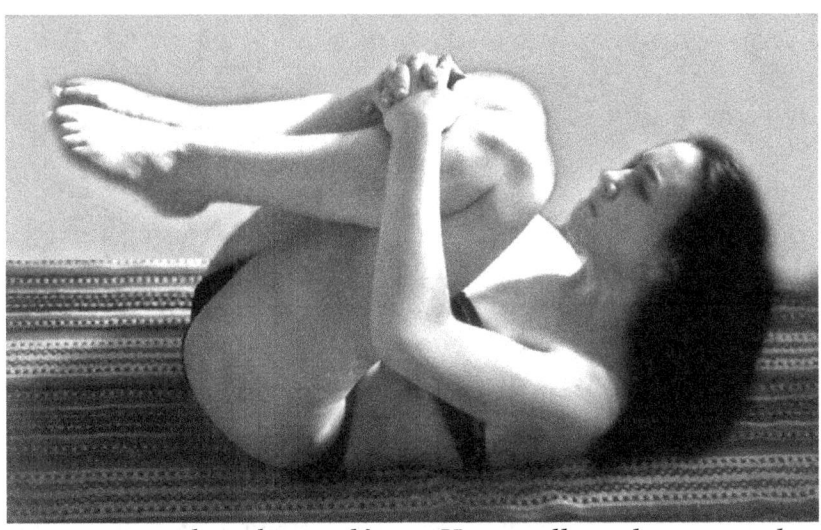

Estiramiento de cadera y glúteos. Hay que llevar lentamente las rodillas hasta el pecho, sacando simultáneamente al aire del abdomen.

¿Todo son ventajas?

Se piensa que un trabajo adecuado de flexibilidad evita lesiones, sobre todo esguinces y dislocaciones articulares. El problema aparece cuando una persona busca una flexibilidad mayor de la que necesita o puede desarrollar. Llegado a este punto, la elasticidad se convertirá en fuente de lesiones. Las articulaciones dadas de sí y los ligamentos superestirados, son un débil soporte para los esfuerzos musculares bruscos y fuertes.

Cada persona debería elaborar su propio programa de elasticidad y éste debería hacerse en función de su trabajo habitual o deporte (un corredor necesita menos elasticidad que un saltador de valla); en función de sus posibilidades genéticas (no se debe forzar más allá de lo que el cuerpo permita sin sentir dolor), y del tiempo disponible.

Las prisas aquí son un mal sistema para el progreso.

Ninguna persona debería tratar de alcanzar el máximo de elasticidad, pues es más fácil que aparezcan lesiones por exceso de elasticidad que por carencia.

Una recomendación: no estire sus músculos todos los días con la misma intensidad, ya que es frecuente que aquel que ha conseguido grandes aberturas en el entrenamiento se crea capaz de lograrlas en cualquier circunstancia, sin darse cuenta que cada día es diferente, y que con el cuerpo caliente y el psiquismo espoleado, se puede forzar el cuerpo más de lo prudente.

Sin embargo, una persona que no tiene elasticidad es consciente de ello y se autolimita en sus movimientos, lo que indudablemente disminuye el riesgo de lesiones.

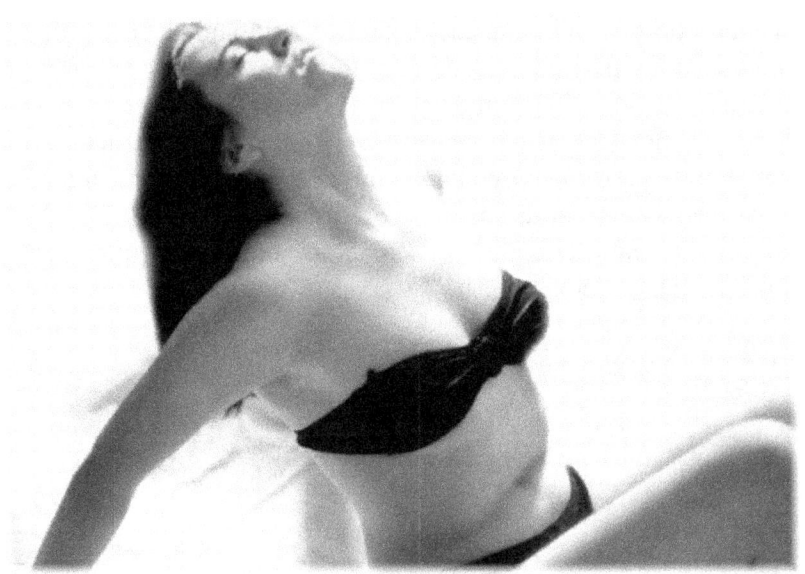

Estiramiento parte anterior del cuello.
El movimiento hacia atrás debe hacerse con suma lentitud.

La excesiva flexibilidad referida al trabajo excesivo para lograr mayores aberturas es siempre perjudicial, tanto en jóvenes como en adultos. Un excesivo estiramiento o relajación incrementa la posibilidad de desgarro del ligamento o dislocación de la articulación. Los jóvenes que han trabajado excesivamente la flexibilidad tienen frecuentemente dislocaciones en hombros y caderas, y apenas logran un control eficaz sobre estas articulaciones. La sensibilidad nerviosa que les avisa del peligro en los estiramientos se termina perdiendo con el exceso de entrenamiento y sufren lesiones con mucha frecuencia. Paradójicamente, una falta de ejercicio también puede producir deformaciones y osteoporosis, ya que los tejidos inactivos pueden degenerarse de la misma manera que por exceso.

> *Las operaciones articulares, las infiltraciones de corticoides o las lesiones repetidas en la misma zona, conducen a enfermedades que incapacitan a la persona de por vida.*

Por todo ello y para evitar que el excesivo trabajo de flexibilidad pueda ser más perjudicial que benéfico, se recomienda que sea moderado en los niños, intenso en los jóvenes, discreto en los adultos y suave en los mayores. Dependiendo de la actividad física habitual, será conveniente trabajar más una articulación determinada, olvidándonos de las otras y compensando ese trabajo con ejercicios de musculación adecuados que darán robustez a las articulaciones.

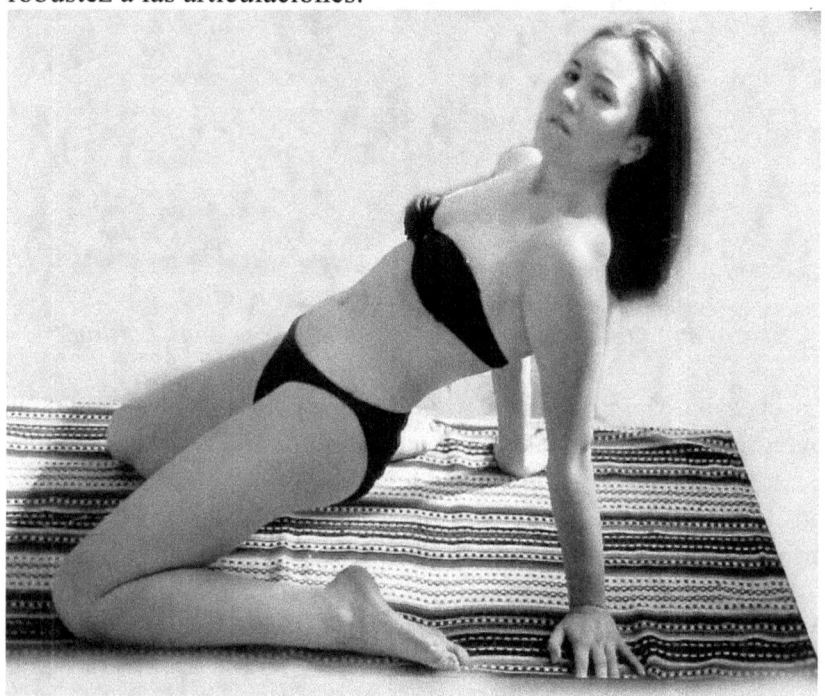

Estiramiento parte superior/anterior de los muslos.
Manteniendo las piernas separadas, hay que tratar de sentarse
en el suelo.

CAPÍTULO 2

Partes corporales

Colágeno

Sustancia albuminoidea que existe en el tejido conjuntivo, en los cartílagos y en los huesos. Se trata del componente estructural esencial de los tejidos vivos y también es la proteína más abundante en el reino animal. De color blanquecino y con frecuencia incoloro, sus fibras poseen una gran resistencia a la tensión, aunque carecen prácticamente de capacidad para extenderse. Reunidas en haces siguen una línea sinuosa y proporcionan la estructura necesaria a los tendones y ligamentos, ambos sometidos a grandes tensiones.

El colágeno consta de moléculas complejas denominadas aminoácidos, entre ellos glicina, prolina e hidroprolina, siendo los dos últimos los que le proporcionan la forma de cordel y que evitan el estiramiento; sin embargo, facilitan la rotación de las regiones en las cuales se encuentran.

Las sustancias de cimentación están profundamente distribuidas en los tejidos conectivo y conjuntivo y se las conoce como sustancias cemento, los elementos no fibrosos. El agua ocupa el 70% del contenido del tejido conectivo y unida al ácido hialurónico forman el principal lubricante entre las fibras colágenas.

Cuando el colágeno envejece se produce un incremento de la rigidez como consecuencia del aumento del volumen de las fibras. Poco a poco estas fibrillas de vuelven cristalinas y carecen de propiedades para deformarse o adaptarse, frenando incluso el deslizamiento entre ellas. Este proceso de envejecimiento tiene lugar al mismo tiempo que la deshidratación, especialmente en los tendones.

Las fibras de colágeno son tan rígidas y sólidas que se considera que se necesita al menos un peso 10.000 veces superior a sí mismas para estirarlas un poco. No obstante, una vez que se han estirado más de un 10% se rompen, manteniéndose en buen estado con una distensión del 3%.

Elastina

El tejido elástico es un tejido conectivo que tiene propiedades elásticas y que está desprovisto totalmente de colágeno. Se encuentra distribuido por todo el organismo humano, aunque se le encuentra preferentemente en el tejido muscular. También hay grandes concentraciones en los ligamentos de la columna vertebral, siendo este tejido y no las vértebras, lo que condiciona la gran flexibilidad de esta zona.

Las fibras elásticas permiten mitigar la tensión que se origina con los movimientos bruscos en puntos aislados y concretos, aumenta la coordinación entre las diversas partes en movimiento, conservan la energía, mantienen el tono muscular, oponen resistencia contra las tensiones y fuerzas excesivas, y restablecen la configuración y posición original a todas las zonas afectadas.

Su composición se asemeja a las fibras colágenas y de hecho algunas de ellas poseen fibras colágenas entrelazadas que le proporcionan resistencia a la tracción.

Microscópicamente tienen forma de cordel enroscado y están formadas por aminoácidos, básicamente del grupo de los hidropólicos nopolares, entre ellos glicina y prolina.

> *El envejecimiento afecta determinantemente a las fibras elásticas, pues con la pérdida de la elasticidad se fragmentan, desgastan, y calcifican.*

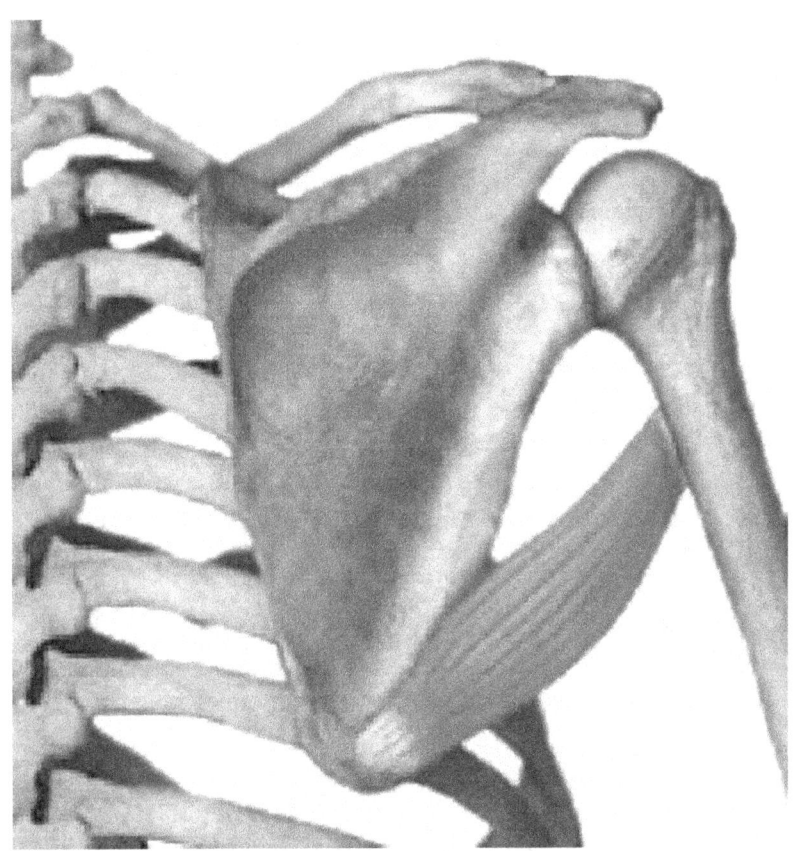

Unión del músculo al hueso

Tendones

Son cualquiera de los órganos formados por tejido fibroso, en que las fibras están dispuestas en haces paralelos. Blancos, brillantes y muy resistentes, tienen forma de cordones, y unen por lo común los músculos a los huesos.

Los músculos están unidos a los huesos por medio de los tendones, cuya misión es transmitir tensión en los huesos. Los tendones, además, transmiten las necesarias señales de alarma a nuestro cerebro para impedir que efectuemos movimientos incorrectos o fuerza peligrosa.

Su capacidad para extenderse es vital para realizar cualquier ejercicio, especialmente aquellos más delicados y precisos como los de la mano de un pianista, los movimientos del ojo o la precisión para arreglar un reloj. Además, al constituir la unión entre músculo y hueso, permiten que la transmisión de la energía se efectúe con moderación, tal y como hace un amortiguador absorbiendo los impactos de la carretera. Sin ellos, o con ellos rígidos, nuestros movimientos serían como los de un robot.

No obstante, su capacidad para extenderse es muy limitada, pequeña, pero suficiente para transmitir adecuadamente la energía muscular. Volviendo al símil con el amortiguador de un coche, sabemos que su gran dureza y muy limitada oscilación, es lo que nos permite ir seguros disponiendo de una buena estabilidad.

Los tendones se componen de haces de colágeno paralelos, densos y agrupados, y orientados en una sola dirección gracias a las fibrillas. Es por eso de vital importancia conocer la dirección del tendón para evitar realizar torsiones y tensiones que le puedan dañar. Lo cierto es que el tendón está calculado para poder resistir los movimientos en una sola dirección y según sea la cantidad de colágeno que compone sus fibras, así será su disponibilidad para el estiramiento.

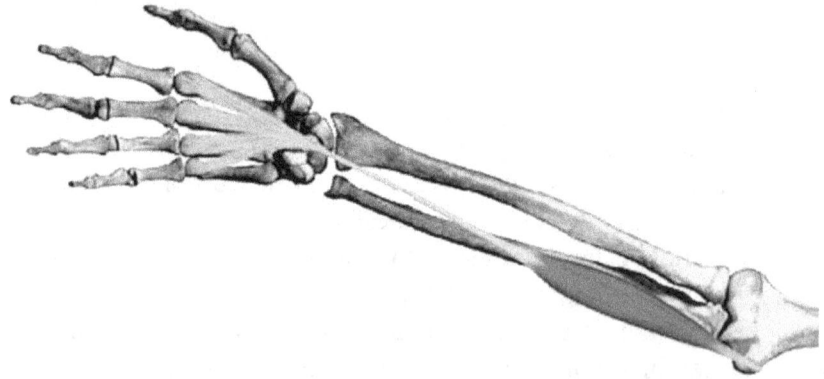

Músculo palmar largo con sus ligamentos y tendones

Ligamentos

Los ligamentos unen los huesos entre sí justo en sus extremos y, por tanto, constituyen la parte más importante para la buena salud articular. Su función es controlar a la articulación y permitirle la amplitud total de su recorrido.

Al igual que en los músculos, existen ligamentos **agonistas** y **antagonistas**, pues uno permite el movimiento estirándose, mientras otro contrario se acorta realizándolo. Actúan en sinergia perfecta con los músculos pero no son capaces de generar energía, aunque como el hilo en una costura, mantienen unida la abertura.

No poseen la misma regularidad que los tendones, y su distribución por el cuerpo es más compleja y aparentemente anárquica. Aunque disponen de fibras colágenas paralelas entre sí o entrelazadas, se agrupan en forma de láminas, cuerdas o fajas.

Se adaptan rápidamente a los requerimientos óseos, proporcionando suavidad y confort, tal y como un muelle hace en un vehículo, permitiendo una gran amplitud de movimientos cuando están sanos, aunque llegado a su límite son totalmente inextensibles. Entre ellos y la cápsula sinovial de la articulación, logran aportar casi el 50% de la resistencia ósea al movimiento. Son, en suma, la parte más importante del cuerpo para la flexibilidad, elasticidad y capacidad de movimiento.

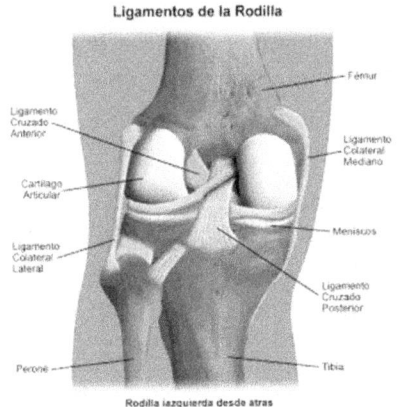

Ligamentos de la Rodilla

Rodilla izquierda desde atras

19

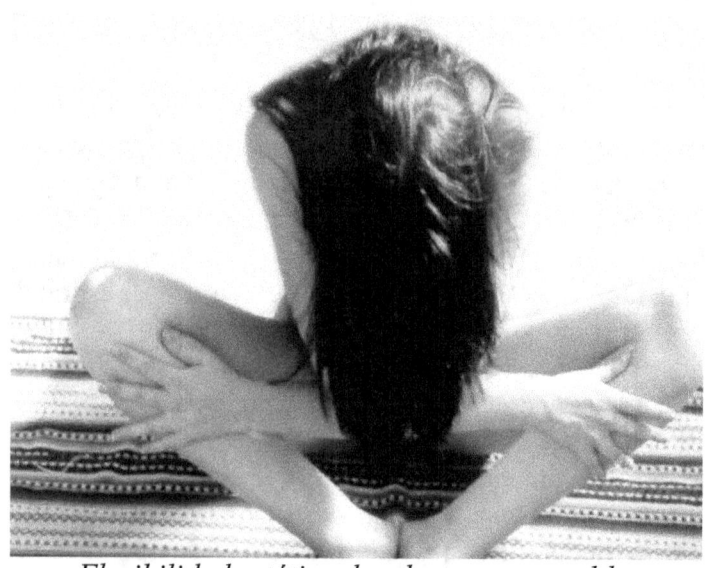

Flexibilidad estática de aductores y espalda.
Presionar con ambas manos manteniendo la posición.

Fascia

Se refiere a esas estructuras conectivas fibrosas que no encajan fácilmente en ningún grupo de los descritos anteriormente.

Con un espesor y densidad dispar, las hallamos en forma de láminas membranosas, envolviendo y rodeando a los músculos en grupos separados.

Entre las fascias encontramos el epimisio que envuelve al músculo; el perimisio que encierra a los fascículos; el endomisio que rodea cada fibra; y el sarcolema que recubre el sarcómero. Este conjunto de unidades es lo que aporta elasticidad y resistencia a la tensión.

> *Con su papel opositor, cuando se estira un músculo los tejidos conectivos se ponen tensos, impidiendo progresivamente el estiramiento y proporcionando dolor llegado al límite.*

En cuanto a la capacidad de una articulación para extenderse en toda su amplitud, la máxima resistencia la tenemos en la propia articulación con un 47%, seguida de los músculos con un 41%, después por el tendón con un 10% y finalmente la piel con el 2%. De esto se deduce que el programa de estiramiento debe llevar un orden preliminar:

1. Movilizar lentamente la articulación para engrasarla y averiguar su estado.
2. Poner a los músculos en su posición de máximo estiramiento, justo cuando aparece el dolor.
3. Estirar los tendones y ligamentos hasta que aparezcan las molestias.
4. Lubricar externamente la piel para que no actúe de freno.

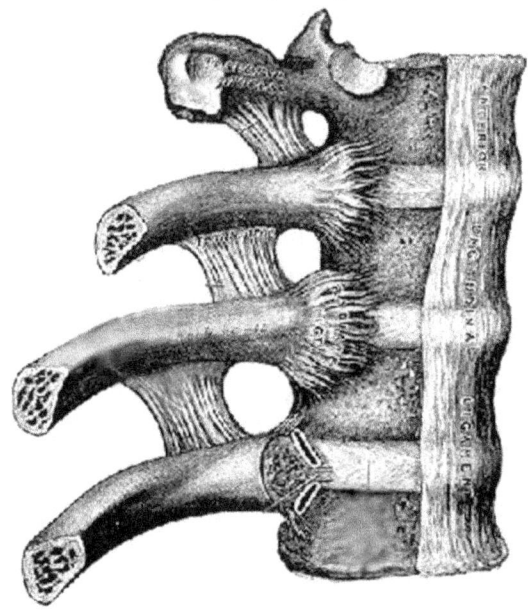

Articulación coxovertebral.
Estas vértebras son sumamente delicadas en la manipulación y la causa de grandes dolores y pinzamientos. La columna vertebral, razonablemente diseñada para la flexión, necesita, no obstante, ciertos movimientos cotidianos en sentido contrario.

Articulaciones

Es imprescindible conocer bien los movimientos articulares antes de ponerse a manipular un músculo o ligamento, y solamente deberemos moverlo teniendo en cuenta su función natural.
Básicamente, hay tres tipos de articulaciones:

1. Hidartrosis (articulaciones **móviles**)
2. Sinartrosis (articulaciones **fijas**)
3. Anfiartrosis (articulaciones **semifijas**)

También existe otra clasificación en función de su composición:

1. **Planas** o deslizantes, como las vértebras de la columna vertebral.
2. **Pivote**, que giran sobre su propio eje, como la articulación del codo.
3. **Bisagra**, que pueden formar ángulo en una sola dirección, tal y como hace la bisagra de una puerta y cuyo mejor ejemplo son las rodillas.
4. **Condiloide**s cuya superficie oval encaja en una cavidad, como ocurre en la muñeca.
5. **Esféricas**, que pueden moverse en tres direcciones, tal y como sucede con la cadera.
6. **Silla de montar**, con el movimiento en dos direcciones.

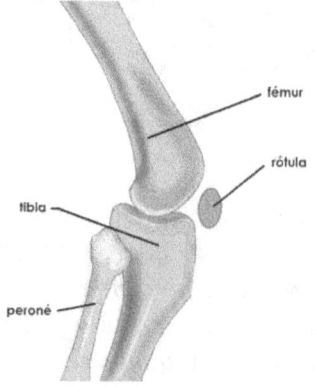

Bisagra

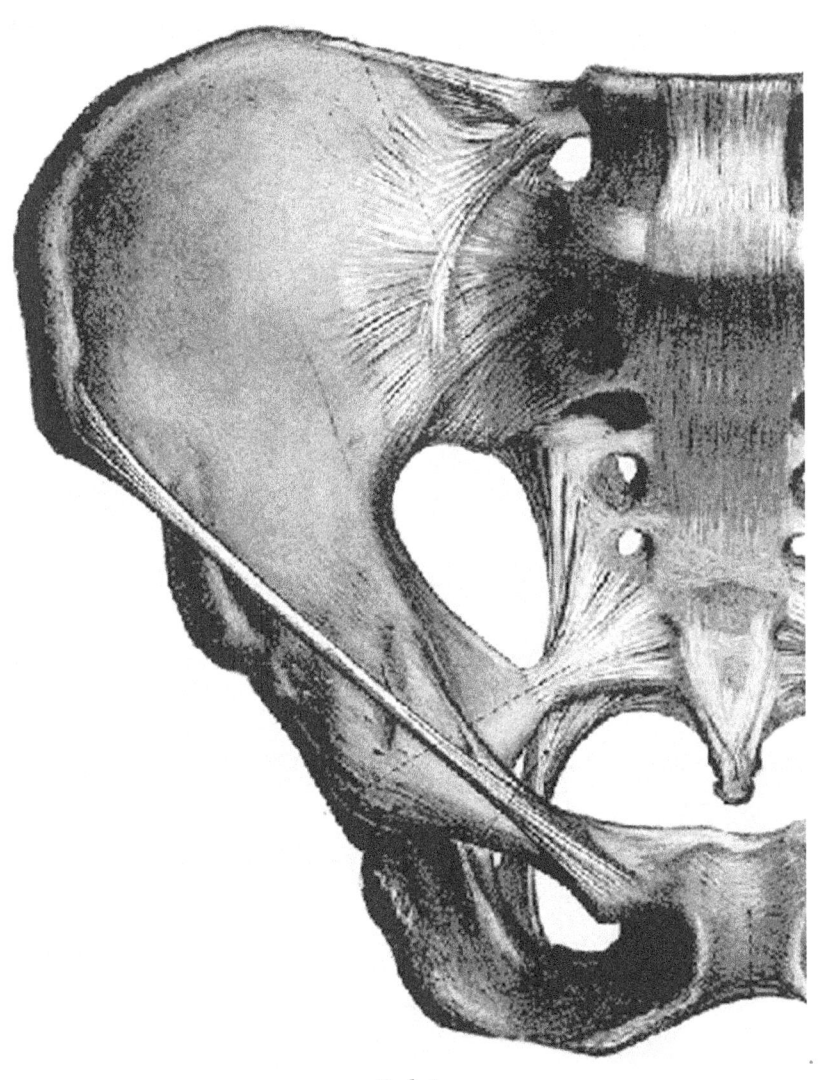

Pelvis.
Aunque se trata de un soporte óseo sólido, cualquier fisura
ocasiona dolores intensos y total incapacidad funcional. En
concreto, la articulación coxofemoral suele estar afectada en, al
menos, un 70% de los deportistas veteranos.

CAPÍTULO 3

Terminología del movimiento

Cuando cerramos un ángulo corporal hablamos de **flexión**, como ocurre al plegar un brazo o inclinar la cabeza.

Si lo alargamos hablamos entonces de **extensión** o **estiramiento**, con lo cual aumentamos también el ángulo entre dos segmentos.

Abducción se refiere a alejar un miembro del cuerpo, como abrir los brazos o separar las piernas.

La **aducción** es el movimiento contrario, pues llevamos un miembro a la línea central del cuerpo.

Rotar se refiere al giro alrededor de su eje, como ocurre cuando miramos atrás.

Por **circunducción** entendemos trazar un círculo, con lo cual mezclamos varios movimientos anteriores.

La **supinación** más habitual es cuando ponemos la mano con la palma hacia arriba.

Y **pronación** es el movimiento del antebrazo que hace girar la mano de fuera adentro presentando el dorso de ella.

Flexibilidad

Es la amplitud de movimientos que se obtienen en una articulación o grupo de articulaciones y que es medida habitualmente en ángulos o, más frecuentemente, en centímetros lineales. Cada articulación posee su propia amplitud en la flexibilidad, y la virtud y buen estado de una no asegura la más próxima.

La **flexibilidad estática** se refiere a la amplitud del movimiento sin poner énfasis en la velocidad, como ocurre cuando adoptamos una posición determinada permaneciendo inmóviles.

La **flexibilidad dinámica** es la amplitud del movimiento cuando efectuamos una acción o desplazamiento, sea cual sea la velocidad empleada.

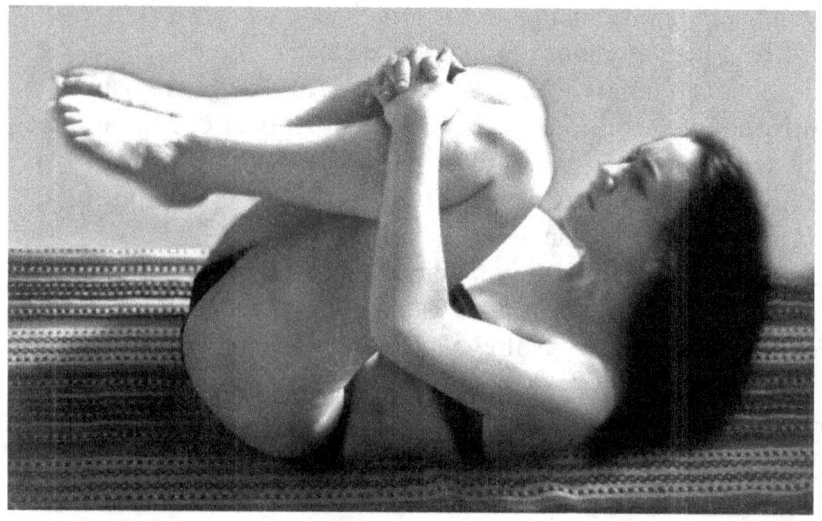

Elasticidad parte posterior del muslo. Más importante que intentar tocar con las rodillas en el pecho, lo es mantener la posición durante el mayor tiempo posible.

Limitaciones en la flexibilidad

Una persona puede ver limitada la flexibilidad articular por los siguientes motivos:

1. La carencia de elasticidad en los tejidos que se conectan a músculos y articulaciones.
2. La propia tensión muscular.
3. La falta de coordinación, fuerza o pericia, en las partes involucradas.

4. La propia estructura del hueso y la articulación.

Los programas de estiramiento actúan en las dos primeras fases, aunque facilitan como consecuencia la tercera y pueden corregir problemas de la cuarta.

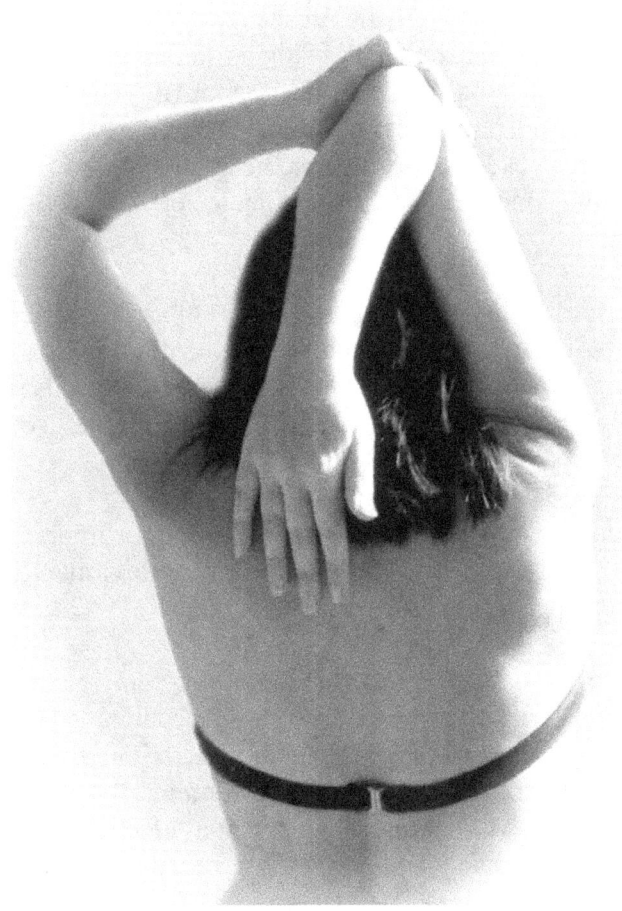

Flexibilidad hombro y brazo.
Es una posición delicada y debe hacerse evitando un dolor
innecesario el codo.

El comienzo del mal

La contracción muscular dificulta o impide la flexibilidad, pues esa contractura acorta el músculo involucrado, lo hace menos elástico y puede impedir que la articulación afectada vea limitada su amplitud de manera definitiva.

El dolor es una de las manifestaciones habituales en las contracturas musculares y las lumbalgias son un ejemplo de ello. Pocas personas a partir de los 25 años de edad no están afectadas periódicamente de dolores lumbares, acudiendo ingenuamente al consumo de medicamentos para tratar de aliviar un mal que requiere, básicamente, ejercicios físicos de estiramiento.

La limitación de los movimientos para evitar la aparición del dolor trae como consecuencia una atrofia de la propia articulación, un aumento de los depósitos calcáreos en los espacios interarticulares y la esclerosis por falta de uso de los tendones y ligamentos.

La columna vertebral es una de las zonas corporales más afectadas por esta limitación voluntaria del movimiento y con ello aparecen pronto otra serie de alteraciones.

Puesto que la cabeza y el cuello, así como los hombros, necesitan un buen soporte óseo para no verse alterada su postura natural, las alteraciones en la zona lumbar terminan por alterar, a su vez, toda la zona superior. En este momento y junto con la aparición de nuevos dolores, la persona afectada limita los movimientos del cuello. Las vértebras cervicales que deben soportar el gran peso de la cabeza, acusan igualmente deformaciones.

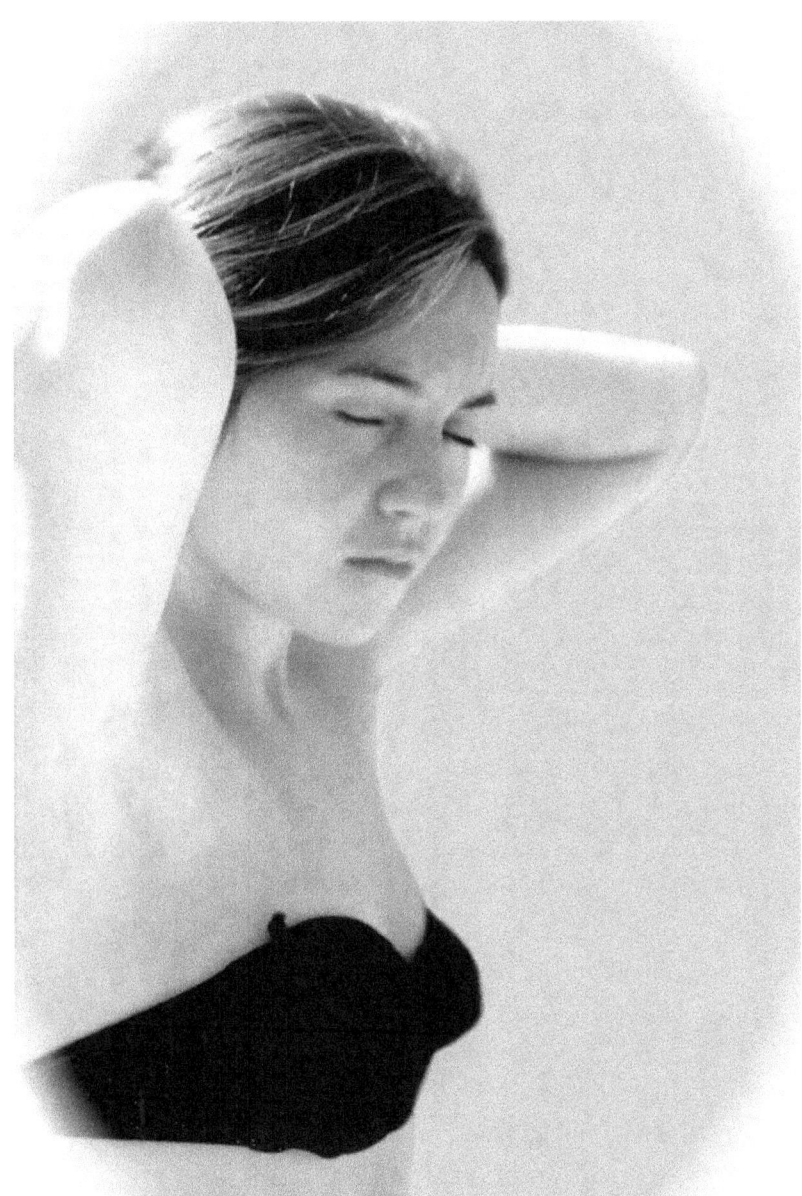

Flexibilidad de hombros. Los codos se van llevando lentamente hacia atrás, aunque llegado a nuestro límite podemos solicitar ayuda para que nos fuercen un poco más la tensión.

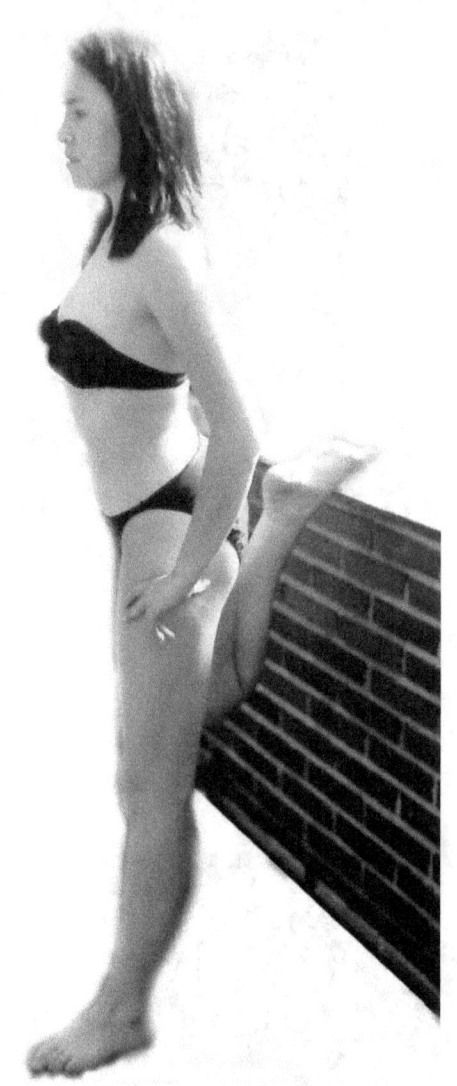

Flexibilidad rodilla y muslo.
Esta posición es igualmente delicada, pues la articulación de la rodilla no está calculada para tal amplitud posterior. No obstante, y como es útil para la distensión del cuadriceps, es conveniente practicarla.

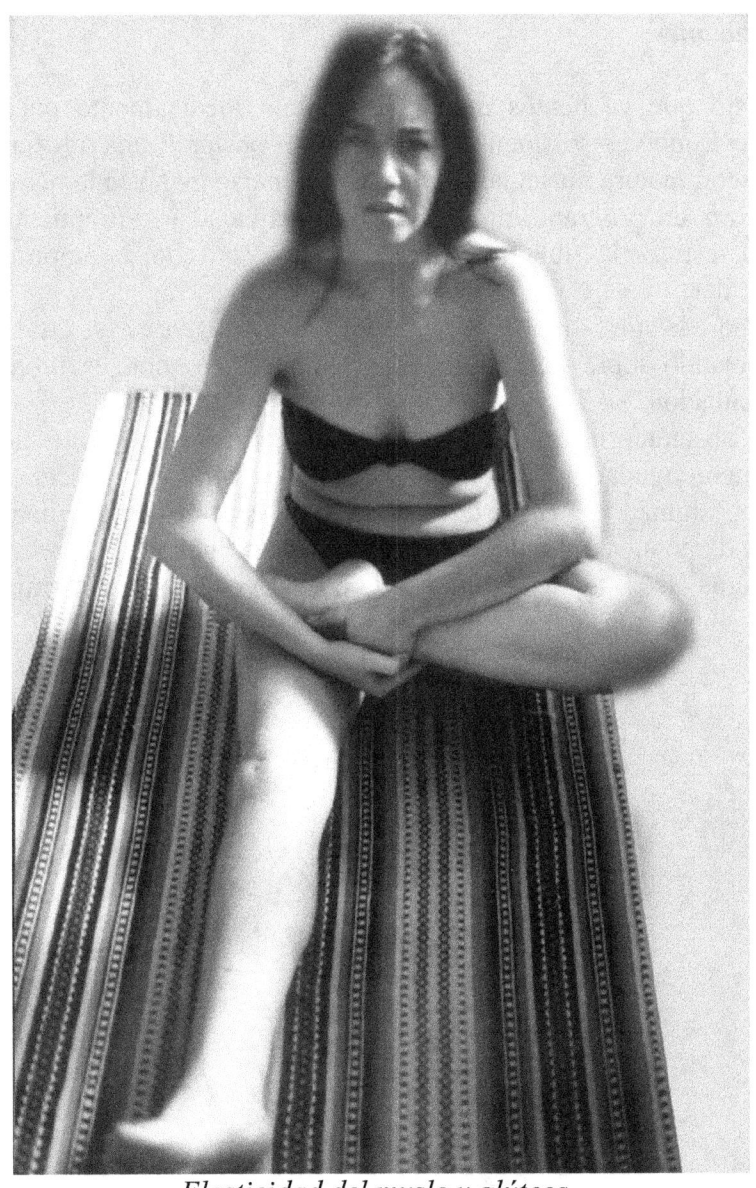

Elasticidad del muslo y glúteos.
Aquí forzamos igualmente el empeine y puesto que la otra
pierna no está sometida a tensión, se puede practicar sin
problemas. Para un mejor relax, se podría mantener la espalda
apoyada en la pared.

Soluciones

Puesto que ya hemos dicho que ningún medicamento puede curar lo que es solamente un mal hábito postural, una atrofia o una contractura muscular, lo mejor es ponerse manos a la obra y realizar un programa progresivo de elasticidad y estiramientos para restituir las funciones musculares y, con ello, la amplitud articular.

Dicho de otro modo: los problemas articulares se tratan trabajando sobre los músculos y tendones, no sobre la propia articulación.

No obstante, hay nutrientes y plantas medicinales que nos pueden ayudar a ser más elásticos, como el sílice, la glucosamina, la cola de caballo y, especialmente, beber abundante agua durante las comidas. Con el tiempo, la carencia de agua en los tejidos, igual que la pobreza en grasas, determina unos ligamentos y tendones rígidos, esclerosados.

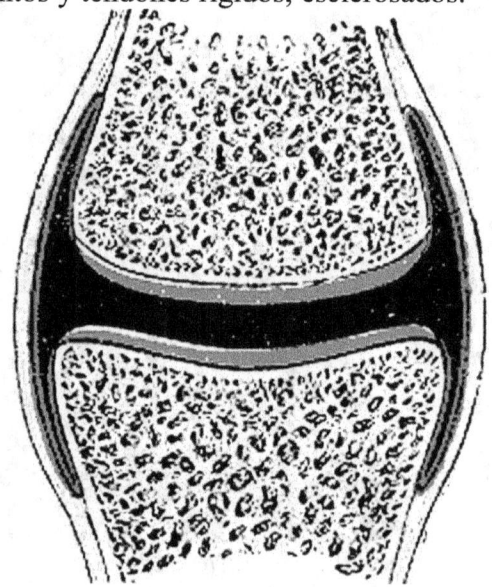

Cápsula articular.
El líquido sinovial nos proporciona la adecuada lubricación de la articulación, aunque para que ello ocurra se precisa de unos minutos de adecuado movimiento.

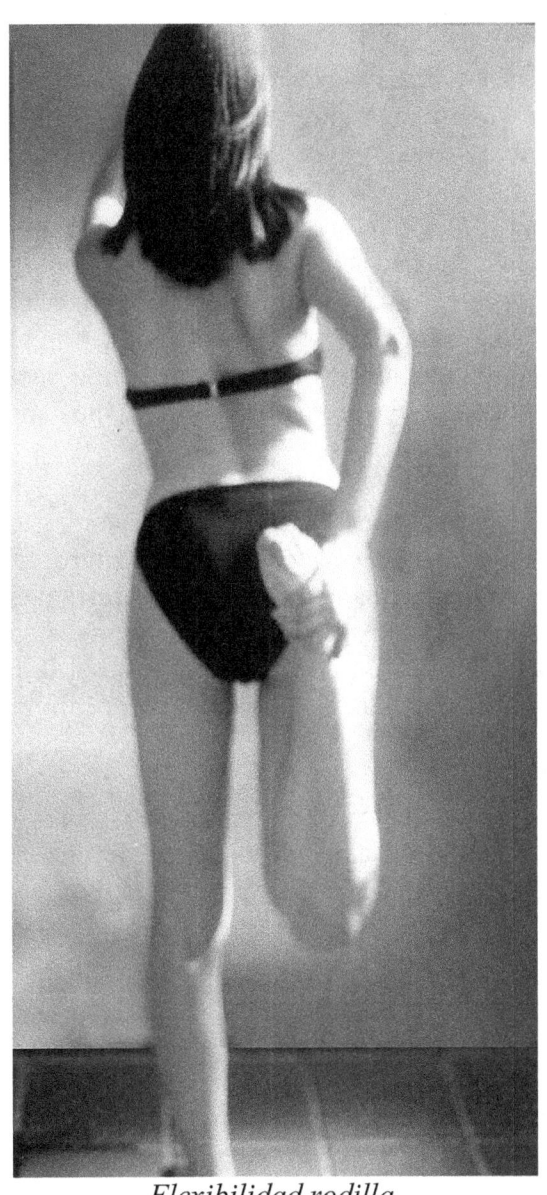

Flexibilidad rodilla.
Similar a otro movimiento anterior, pero ahora apoyándonos
con una mano en la pared, lo que alivia la tensión de la
columna.

Un corticoide aplicado intra-articularmente puede suponer un alivio temporal del dolor, pero el daño que el medicamento causará a medio y largo plazo puede ser irreversible. El ácido hialurónico es una buena alternativa natural, lo mismo que el mejillón de labio verde.

Tampoco son solución correcta los trabajos de musculación, pues ya existen demasiadas contracturas y rigideces alrededor de las articulaciones como para que las aumentemos mediante el uso de las pesas. Lo que necesita el deportista afectado es relajarse y ahora no me estoy refiriendo a respirar pausadamente o hacer meditación, sino a relajar los músculos mediante un programa de estiramientos.

Un músculo tenso tiende a disminuir su aporte sanguíneo y requiere un consumo de energía mayor que otro relajado. La disminución del aporte sanguíneo produce un envejecimiento acelerado de la zona y provoca la acumulación de sustancias tóxicas en las células. El dolor aumenta y con él la fatiga, a lo que se suma la pérdida de las funciones propias de las articulaciones afectadas.

Las tensiones emocionales de la vida son también otra causa habitual para que se instaure el comienzo de una contractura, pues una persona estresada, irritada, temerosa o inhibida, genera en sus músculos el mismo mal que otra que realice trabajos musculares incorrectos.

Las estadísticas demuestran, sin lugar a dudas, que un sencillo programa de estiramientos es capaz no solamente de mejorar o curar los problemas articulares, sino de disminuir la carga emotiva de la persona, siempre de un modo más eficaz e inocuo que un tranquilizante.

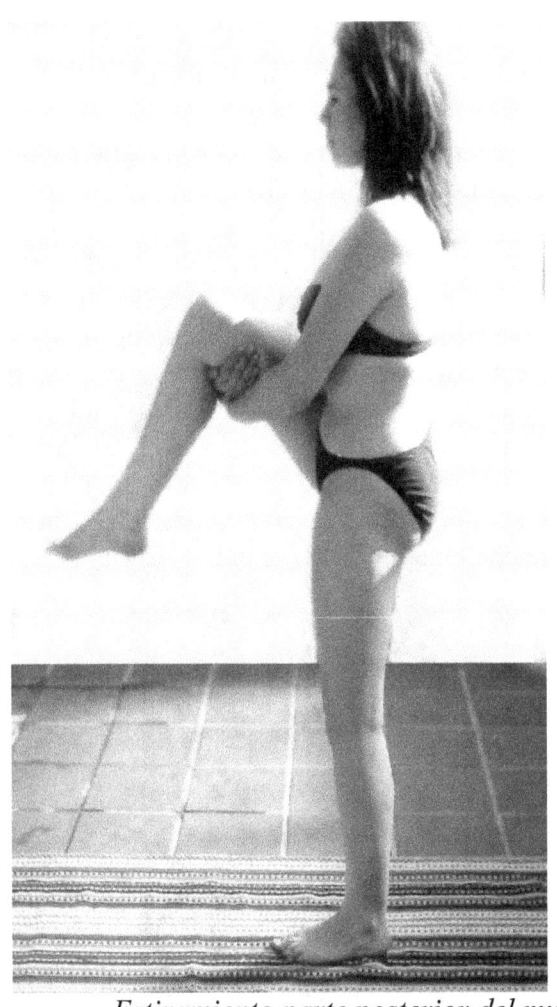

Estiramiento parte posterior del muslo.
Agarramos la pierna y tiramos lentamente hacia arriba, hasta
que el equilibrio quede afectado, permaneciendo así unos
instantes.

Otra de las ventajas del programa de estiramientos, incluso con respecto a la práctica moderada de algún deporte, es que nos obliga a una disciplina que no supone agotamiento ni apenas adaptación. Cualquier persona, independientemente de su edad, sexo o condición física, puede realizar inmediatamente una terapia de Stretching sin ningún acondicionamiento previo y sin necesidad de un chequeo médico preliminar.

Desde el mismo momento en que se decide empezar las sesiones, el cuerpo admite de buen grado los nuevos movimientos, tanto como admitiría una terapia de relajación mental. No hay, pues, más limitaciones para este tratamiento que las impuestas por la falta de pericia del instructor.

Con el tiempo, la persona mejora su autoestima, pues observa las mejoras que puede realizar con su cuerpo, por lo que cada sesión supone un nuevo estímulo, que no es otro que lograr restaurar lo que ya tenía en sus años de salud plena. Como cualquier atleta en busca de una meta o un trofeo, el paciente encuentra un progreso diario que le ayuda a seguir con el programa, terapia que posiblemente nunca tenga fin en su vida, como no lo puede tener cuidar la salud.

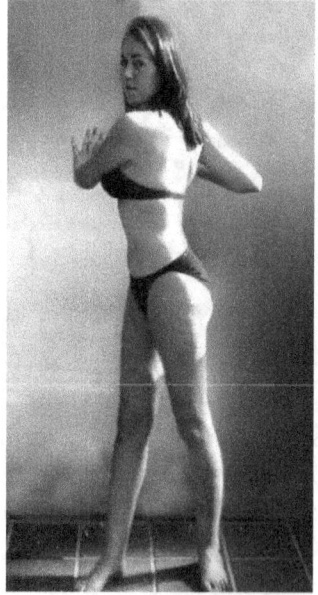

Elasticidad cintura.
Los pies opuestos a la pared, paralelos, mientras vamos girando lentamente la cintura hasta que ambas manos estén perfectamente apoyadas en la pared. La cabeza girada en sentido contrario.

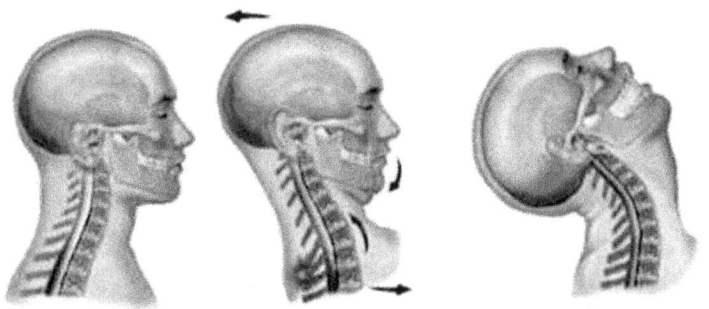

Flexibilidad articulaciones cervicales.
Esta posición última debe prolongarse solamente unos
segundos, pues la tensión y estiramiento que sufren las
vértebras cervicales es muy alta.

Desarrollo corporal

Ya sabemos que para estar sano hay que llevar una dieta saludable basada en alimentos de origen vegetal, suprimiendo los alimentos procedentes de mamíferos, así como un ejercicio moderado y no competitivo. Esto nos debe llevar al concepto de belleza física que, aunque cambiante según el país, la edad y la formación espiritual, suele ir unido a poseer cierta simetría corporal. Indudablemente, la elegancia en un deportista no solamente añade un valor estético a su deporte, sino que es importante para no agotarse prematuramente y lograr mejores resultados.

> *Para desarrollar la simetría corporal y, por tanto, una buena postura en el deporte, sentarse o estar quieto, es necesario desarrollar por igual todas las partes del cuerpo, esencialmente la cadena muscular anterior y posterior.*

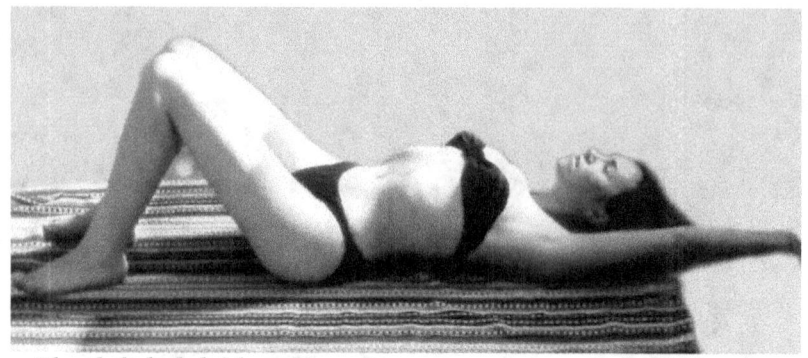

*Flexibilidad del hombro y brazo con estiramiento de la zona
abdominal, así como ensanchamiento de la caja torácica.
Hay que tratar de pegar toda la espalda en el suelo, con el fin
de estirar también los músculos lumbares.*

Mediante la incorporación de un programa individualizado de
flexibilidad, y además del alivio de tensiones y dolores, lo
primero que se logra es una mejora en la apariencia física.
Estamos más erguidos, menos deformados y nuestra piel se
mantiene elástica y tensa. Junto a estos beneficios se mejora la
fuerza, la resistencia y la capacidad cardiopulmonar.
La correspondencia entre buena flexibilidad y belleza es notoria,
pues cualquier contractura, y no nos referimos solamente a las
lumbares o cervicales, ocasiona un músculo tenso, con poco
riego sanguíneo y frecuentemente deforme. Esa es la razón
principal por la cual las personas ancianas sometidas a
tratamientos de cirugía estética de rejuvenecimiento no
consiguen mostrar en su cuerpo la apariencia de su cara. Sus
espaldas encorvadas y su andar torpe por la poca flexibilidad de
la cadera, les otorgan justo la edad que realmente tienen.
Los médicos aconsejan casi exclusivamente que las personas
realicen ejercicio físico al menos tres días en semana, pero ni
siquiera saben cuál es el mejor para cada individuo. Hablan de la
natación como si fuera el deporte por excelencia, olvidando que
los seres humanos somos bípedos, terrestres, y en modo alguno
acuáticos.

Otros son conscientes de ello y recomiendan caminar durante al menos 30 minutos diarios, sin darse cuenta que esa cifra puede ser mucha para unos y poca para otros. Por desgracia, ninguno habla de realizar periódicamente ejercicios de elasticidad o estiramiento, el único y racional modo de luchar contra la pérdida de movilidad.

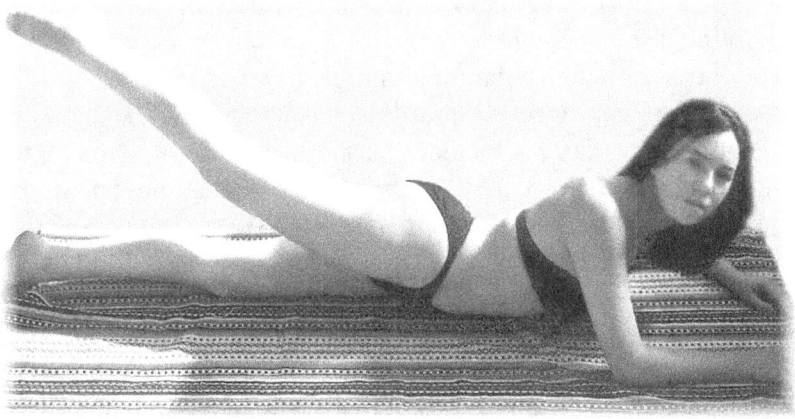

Fortalecimiento glúteos.
Hay que mantener la pierna, totalmente estirada, durante el mayor tiempo posible.

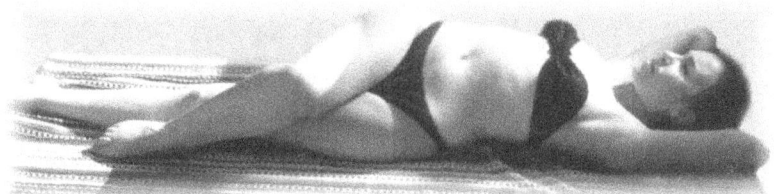

Flexibilidad de la cadera.
Manteniendo los hombros bien pegados al suelo, debemos poner una pierna sobre otra para lograr que la cintura gire.

El ejercicio perfecto

Ya hemos dicho que no hay un ejercicio perfecto para el ser humano, mucho menos la natación, aunque hay algunos que se aproximan un poco a la esencia de nuestras capacidades. Un ejercicio para que sea completo debe ser:

1. Placentero para el cuerpo y la mente
2. Obligar a un mínimo de concentración para no ser aburrido.
3. Nunca competitivo
4. Con posibilidades de realizar cambios periódicos
5. Individual si es posible
6. Mejorar toda la musculatura corporal sin hipertrofiarla
7. Potenciar el equilibrio, la coordinación y la plasticidad
8. Aumentar la velocidad en los movimientos y, simultáneamente, ser capaz de relajarnos y de que podamos mejorar la precisión
9. Debe mejorar los reflejos
10. También nos debe aumentar la potencia y la resistencia anaeróbica y aeróbica

Posiblemente se piense que es imposible que exista un ejercicio que reúna todas estas cualidades, pero no es así y entre ellos están: la **danza** y el **Tai-chi**.

Como ejercicios que desequilibran el cuerpo tenemos el tenis y el fútbol, mientras que son altamente perjudiciales el maratón y la halterofilia.

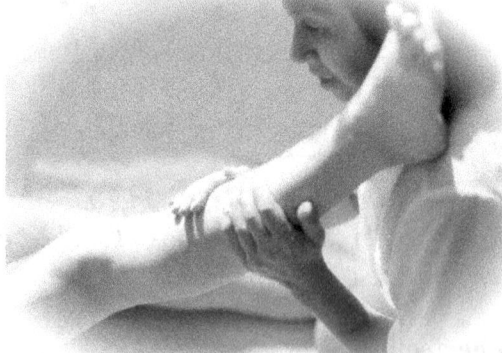

Estiramiento forzado de la pierna.
Con ayuda, vamos subiendo poco a poco la pierna, intentando mantener la rodilla bien recta.

CAPÍTULO 4

Diferentes métodos de elasticidad

Elasticidad estática

Los ejercicios estáticos se deben hacer de manera lenta, durante siete a treinta segundos, tratando de forzar la posición natural del músculo. Son bastante seguros al carecer de movimiento, especialmente si se hacen en solitario, sin ayuda de un compañero.

Pasar de la relajación al estiramiento es cosa fácil y solamente requeriremos la ayuda de alguien cuando queramos progresar un poco más, especialmente para que nos ayude en aquellas posiciones o músculos en los cuales nos sea difícil conseguir un buen estiramiento por nosotros mismos.

Cuando estiremos con ayuda deberemos ser nosotros quienes dirijamos el estiramiento, el modo y la intensidad, ya que no hay un cuerpo igual a otro, mucho menos cuando nuestro ayudante tiene una edad diferente a la nuestra. Una ventaja de estirar a dúo es que podemos relajarnos totalmente mientras nos estiran y aprovechar para colocar cada parte de nuestro cuerpo (dedos, columna) en mejor posición.

La respiración deberá ser rítmica y sosegada, procurando que las presiones se hagan en los momentos de espiración, que es cuando los músculos están más sueltos. La presión deberá aumentarse hasta que notemos una ligera molestia, momento en el cual pararemos y trataremos de permanecer en esa posición algunos segundos.

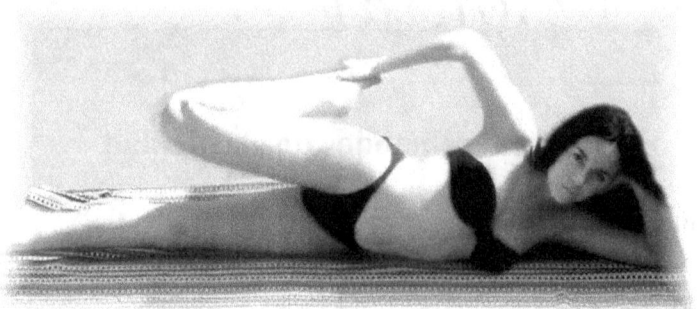

Elasticidad de la parte anterior del muslo, flexibilidad de rodilla y pie.
Cómodamente tumbados de lado, flexionamos intensamente la pierna.

El dolor, aunque pequemos de reiterativos, está prohibido y solamente nos acarreará problemas.

Si vamos a realizar estiramientos todos los días, deberemos trabajar un grupo muscular cada día, pasando al día siguiente al que tengamos más próximo, ya que así aprovecharemos las ganancias que hayamos logrado antes.

Los principiantes no deben insistir mucho en sus ejercicios, ya que al cuerpo hay que darle tiempo para que cambie y, lo mismo que no se puede aprender un deporte en un mes, la elasticidad tampoco se puede ganar en ese tiempo. La impaciencia nos hará lesionarnos y retroceder en el progreso logrado.

No hay que olvidar trabajar algo cada día los brazos, pechos y espalda, aun cuando aparentemente no los consideremos necesarios para la buena elasticidad de las piernas. La buena elasticidad, insisto, es cuestión de todos los músculos, no de unos pocos.

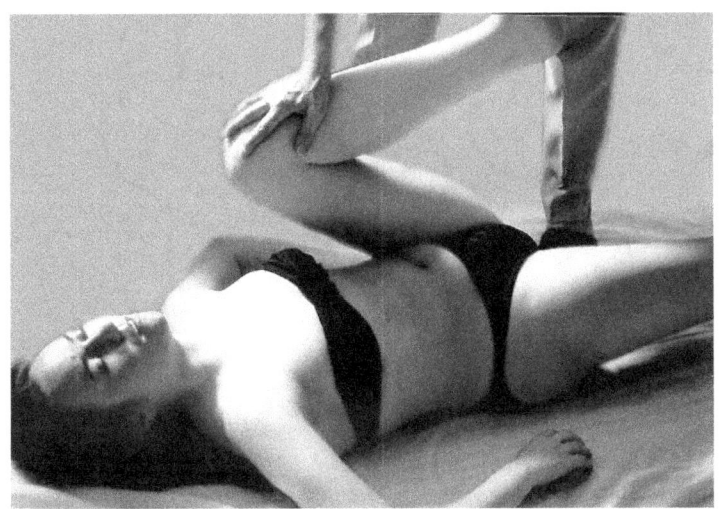

Estiramiento asistido para la cadera, glúteos y muslos. Lentamente, vamos empujando la pierna hasta que toque el pecho.

Aquellos que ya lleven al menos dos años de práctica, pueden hacer cada día un total de ocho y diez estiramientos en cada masa muscular y solamente cuatro para los pequeños o menos importantes. Incluso pueden trabajar varias veces al día la elasticidad, procurando, eso sí, no sentir dolor alguno en sus ejercicios.

Sabremos que nuestro trabajo es correcto cuando podamos mantener posiciones que antes nos parecían imposibles en estado total de relajación y durante treinta segundos. Una vez que hayamos aprendido a relajarnos en posiciones aparentemente molestas, la tensión y el estrés pueden ser eliminados totalmente.

Trabajando así conseguiremos evitar también uno de los males más habituales, como son las contracciones musculares y los agarrotamientos. Si el estiramiento se realiza lentamente y sin dolor, estos problemas nunca aparecerán.

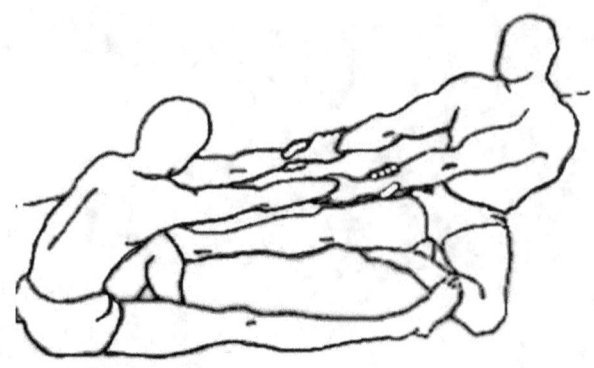

Estiramiento espalda y pierna.
Nunca hay que dar rebotes uno u otro, sino solamente realizar
una tracción moderada, aumentando la fuerza poco a poco.

Estiramientos dinámicos

Nos referimos ahora a los estiramientos en movimiento, aquellos en los cuales vamos a estirar los músculos gracias a movimientos amplios de las zonas interesadas. Para este tipo de ejercicio se hace imprescindible tener muy en cuenta las articulaciones, puesto que ellas nos van a indicar antes que los músculos cuál es nuestro límite y cuál debe ser el movimiento correcto a efectuar.

> *Cualquier molestia en una articulación será la señal de que no estamos trabajando bien.*

Podemos movernos procurando ganar amplitud en el músculo o también ganando en velocidad.
Aunque en el trabajo de elasticidad casi siempre los movimientos son muy lentos, no podemos olvidar que durante la práctica de un deporte, o incluso en la vida diaria, nos moveremos a velocidades altas en ocasiones, lentas en otras, y muy precisas en algunas, y el músculo debe estar preparado para ello.

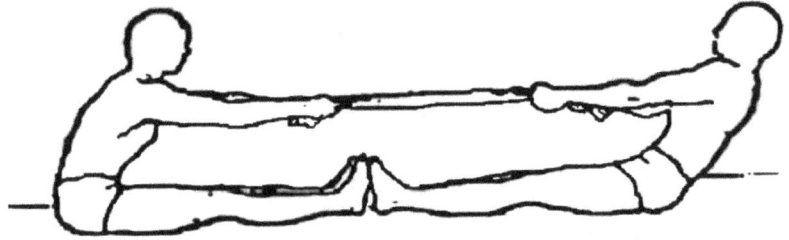

Estiramiento por parejas.
El estiramiento alternativo no debe ser brusco ni con tirones,
sino lentamente y forzando cada vez más, pero con suavidad.

Por eso el estiramiento en movimiento se rige por distintas reglas que el estático y aquí no hay que buscar la lentitud y la suavidad como base, sino que debemos acostumbrar a nuestros músculos a que se estiren con rapidez.

Como todo, esto también se puede lograr con mucho tiempo de trabajo, ya que los músculos guardan un tipo de memoria en su estructura celular y responderán con eficacia al trabajo exigido si antes les hemos entrenado para ello.

¿Es necesario un ayudante en los ejercicios en movimiento? En principio parece ser que no, aunque su ayuda nos será de utilidad en ciertos casos.

Con su presencia nos marcará los límites a superar y nos indicará el movimiento correcto, especialmente en las primeras sesiones. Es como cuando entrenamos con pesas: al principio es necesaria la presencia del instructor para que todo salga bien y posteriormente podemos seguir ya en solitario.

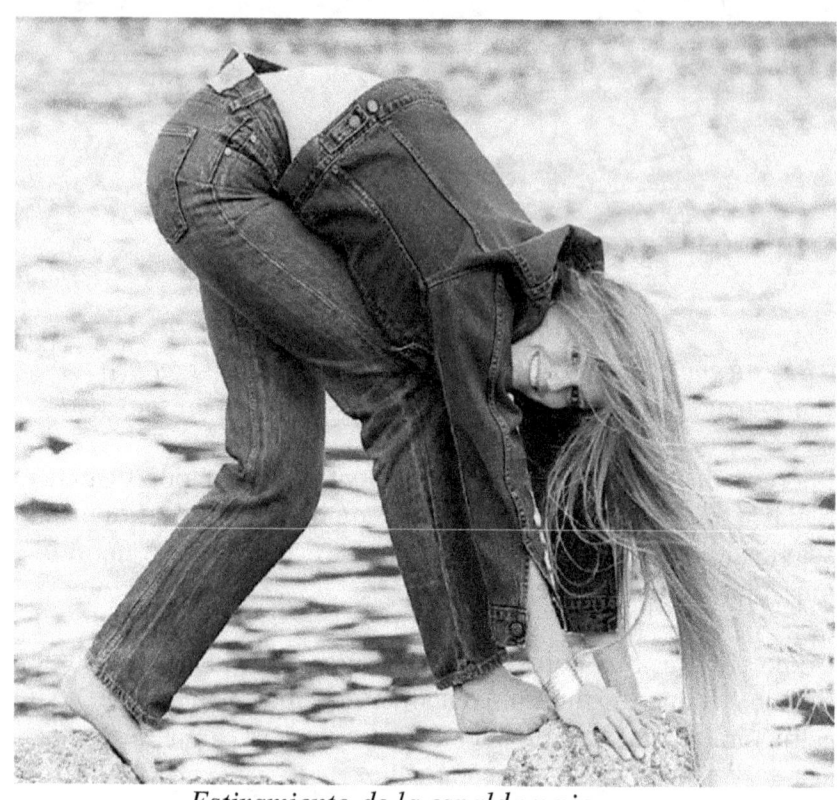

Estiramiento de la espalda y pierna.
Poco a poco vamos intentando bajar el tronco mientras
mantenemos la rodilla presionada. Hay que evitar bajar la
cabeza, la cual debe permanecer alineada con la espalda.

Existe, no obstante, otra serie de ejercicios, ampliamente conocidos, con los cuales es normal trabajar con ayuda. Las flexiones de espaldas, los balanceos de rodilla, las elevaciones de pierna desde el suelo y hasta las torsiones del tronco, pueden hacerse con mayor precisión y eficacia si trabajamos con un compañero.

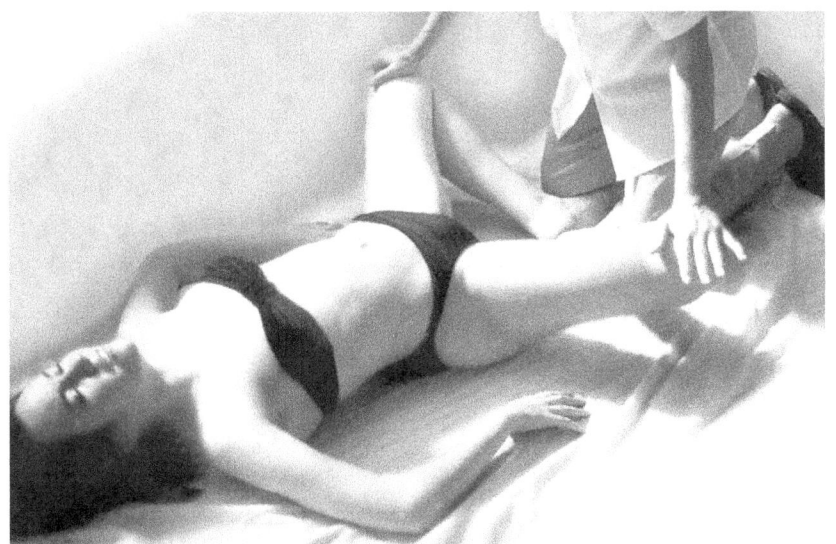

Flexibilidad aductores.
Este movimiento habitual requiere cierta prudencia. Hay que empujar hasta encontrar resistencia, mantener, e insistir unos milímetros más y así varias veces.

CAPÍTULO 5

Recomendaciones importantes

El dolor

Hay personas que ocultan su dolor físico y otras que lo magnifican, pero una persona experta percibe ambas posturas simplemente por la resistencia que encuentra en los músculos para seguir estirándose. El amor propio puede hacer que una persona minimice su dolor y pida a su terapeuta un trato más enérgico, mientras que otro puede guardar sus llantos para no ser considerado como un "quejita".

> Sufrir dolor cada vez que se asiste a una terapia de elasticidad, es el mejor aliciente para no seguir acudiendo.

La aversión a que nos torturen con sesiones de estiramientos, que en principio deberían ser para aliviar nuestros dolores, puede hacernos maldecir al terapeuta o entrenador. La solución es lograr que las personas acepten cierto grado de dolor, pero de tan pequeña intensidad que desaparezca a los pocos minutos. Estirar hasta el límite es un error que termina por dañar irremediablemente a la persona.

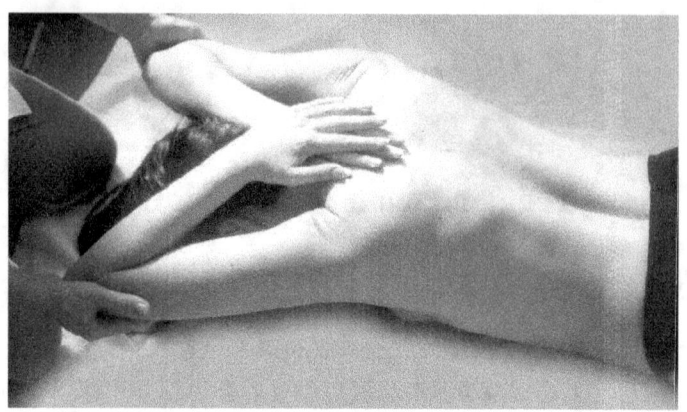

Estiramiento asistido de hombros y codos.
La tensión hay que efectuarla hacia arriba, tratando de mejorar
la elasticidad de los hombros.

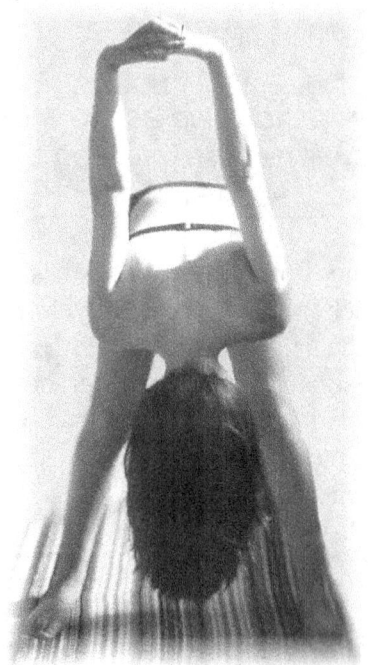

Estiramiento de hombros, manos y espalda.
Una vez que hemos situado la columna en la posición de flexión,
es cuando lentamente vamos subiendo los brazos bien rectos
hacia arriba.

El dolor muscular

Una de las causas principales para acudir a un programa de estiramientos es el dolor, especialmente aquel que limita nuestras facultades musculares y que nos impide disfrutar de nuestras horas de ocio. Ahora ya sabemos que este programa puede disminuir y frecuentemente anular el dolor articular y muscular.

El dolor puede aparecer de tres formas:

1. Estando en parado, tumbados o sentados.
2. Al realizar un esfuerzo incluso moderado.
3. Cuando comenzamos a movernos después de horas o minutos de inmovilidad.

Hay dolores que se alivian inmediatamente mediante los estiramientos, como un calambre, una contractura y posiblemente una tortícolis. También se puede aliviar una articulación dislocada bruscamente o una moderada luxación.

> *Lo que sabemos con certeza es que un estiramiento bien dirigido alivia cualquier tipo de dolor muscular o articular, e incluso es capaz de evitar su nueva aparición.*

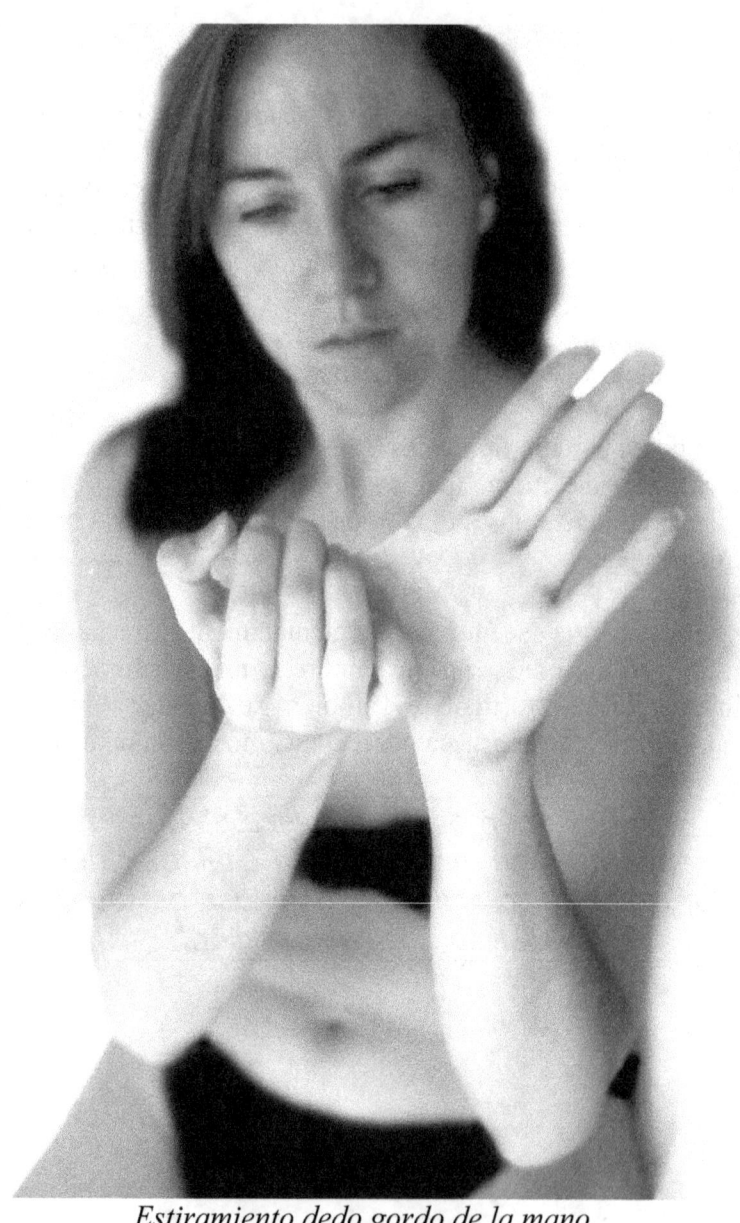

Estiramiento dedo gordo de la mano.
Se efectúa realizando tracción para abrir el ángulo con la
mano, como incluso para tirar de él.
Se trata de recuperar la capacidad pata atenazar los objetos.

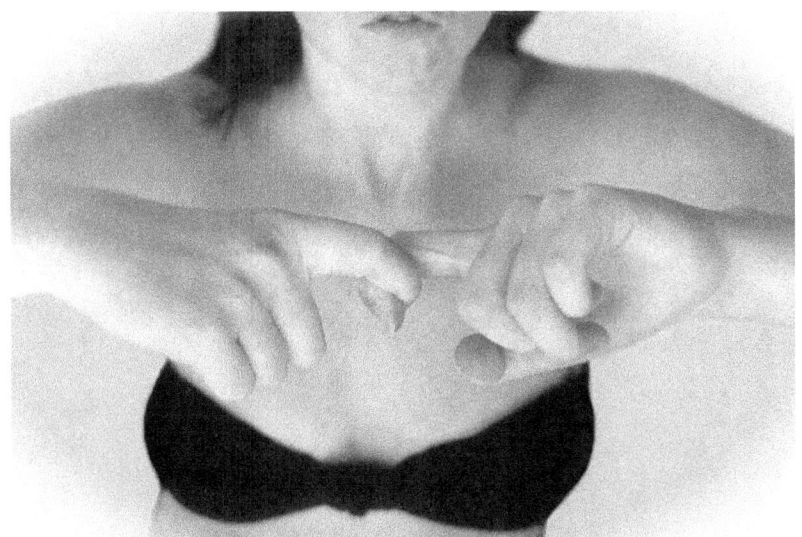

Flexibilidad de las articulaciones de los dedos.
Ambos dedos entrelazados tiran en direcciones opuestas, cada
vez con mayor intensidad.

Prevención de lesiones

La práctica habitual de la flexibilidad reduce significativamente la frecuencia de las lesiones deportivas y en los no-deportistas les evita las alteraciones en la cadera y vértebras cervicales. Mientras que la ingestión de medicamentos solamente minimiza el dolor, sin detener la causa de la enfermedad, los programas de flexibilidad consiguen evitar las recidivas.

En las artrosis deformantes, anquilosis y rigideces en general, se consigue una mayor amplitud de la articulación y por ello una mejor función en las tareas cotidianas y laborales.
Además, el ejercicio físico de pequeña intensidad que se realiza durante el programa, incluso aquel que es efectuado por un terapeuta sin la participación activa del paciente, se ha demostrado como un factor coadyuvante para la mejora de las funciones y el restablecimiento de la movilidad.

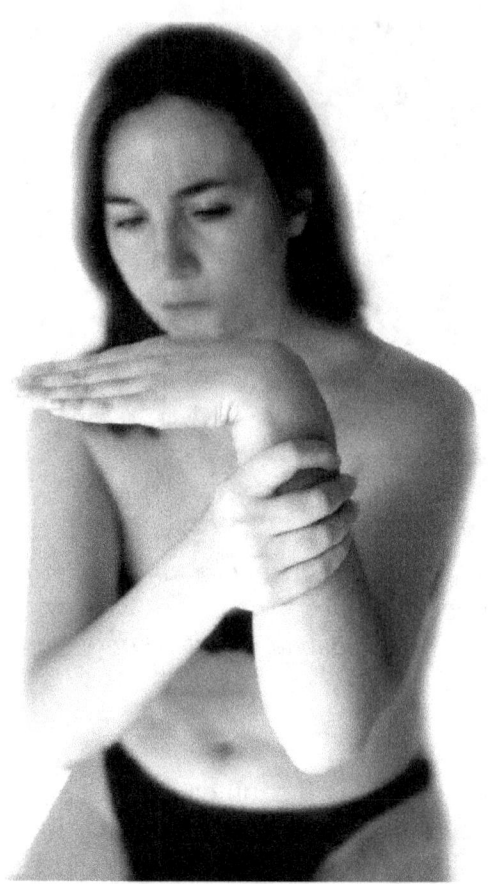

Flexibilidad de la articulación de la mano.
Se debe flexionar la mano lo máximo posible y mantenerla en
esa posición al menos un minuto.

La **flexibilidad dinámica**, aquella que es efectuada por el propio individuo, consigue simultáneamente un adecuado acondicionamiento físico, aunque existe el riesgo de lesiones si se emplea mal.

Por el contrario, la **flexibilidad estática** realizada por un ayudante minimiza las lesiones, pero los progresos son algo más lentos. Lo ideal es comenzar la terapia con los ejercicios estáticos durante unas semanas, mientras se instruye al enfermo sobre la finalidad del trabajo, advirtiéndole de lo perjudicial que supone la aparición del dolor mientras se efectúan los movimientos dinámicamente.

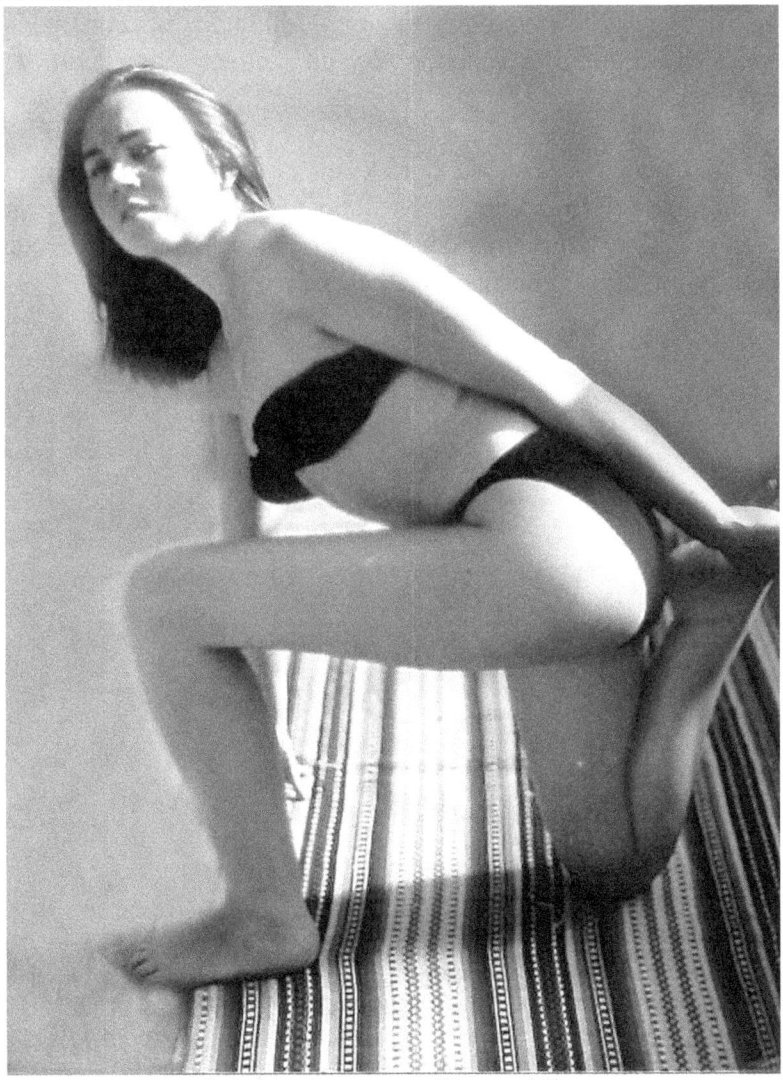

Flexibilidad de pantorrilla, rodilla y pie.
La flexión forzada en el empeine alivia sensiblemente muchos trastornos circulatorios.

La edad

Aunque no existe una edad idónea para los ejercicios de estiramiento, obviamente los mejores resultados se consiguen cuando el organismo dispone de una buena capacidad de regeneración.

Los niños son especialmente agradecidos a estas terapias, por lo que cualquier deformación ósea o postural se podría corregir perfectamente a tempranas edades, al menos mucho mejor que poniendo plantillas o correctores mecánicos.

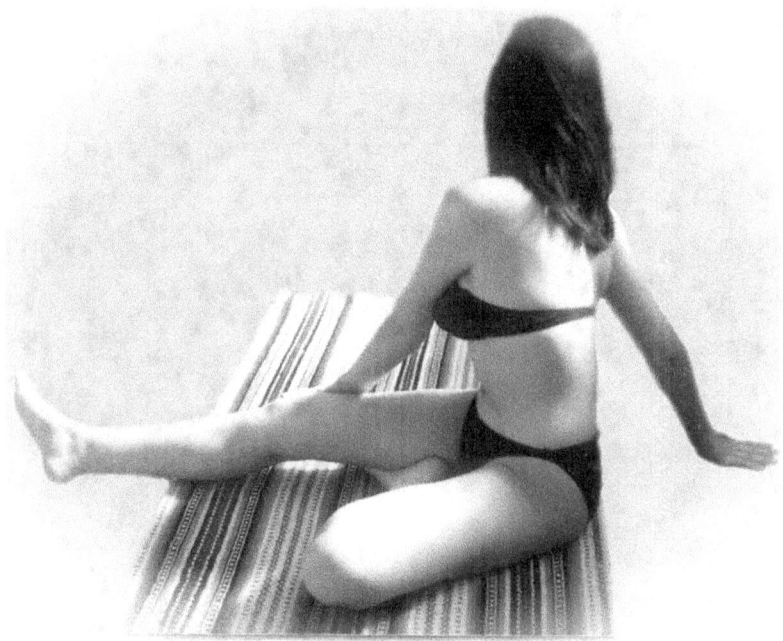

Elasticidad estática cintura y hombros.
Con una pierna recogida y otra estirada, rotamos la cintura al máximo posible, permaneciendo así un minuto.

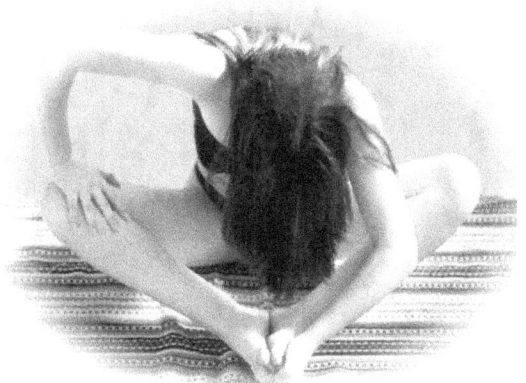

Flexibilidad aductores y rodilla.
Las piernas en V y los pies juntos, mientras que inclinamos el
tronco y empujamos alternativamente en las rodillas.

La elasticidad natural aumenta por el simple hecho de realizar juegos o deportes, especialmente por todo aquello que implique dar saltos, volteretas y rodamientos. Limitar los juegos en suelo para evitar que el niño se manche puede suponer un serio freno en el desarrollo motor y físico del niño.

La diferencia más esencial para el progreso a diferentes edades no reside tanto en los resultados finales como en el tiempo que se necesita para mejorar. Por ejemplo: para mejorar la cadera la edad idónea es entre los 7 y los 11 años, pero los problemas más importantes aparecen entre los 50 y los 70 años de edad.

Envejecimiento

El envejecimiento se percibe en forma de escalera, en períodos cortos y bruscos, por lo que resulta primordial actuar preventivamente en lugar de esperar a corregir los daños ya instaurados.

La fuerza muscular es para la mayoría de las personas lo primero que se pierde, aunque la realidad es otra. Progresivamente, las personas vamos limitando la amplitud de nuestros movimientos y poniendo en movimiento partes corporales que antes permanecían habitualmente inmóviles.

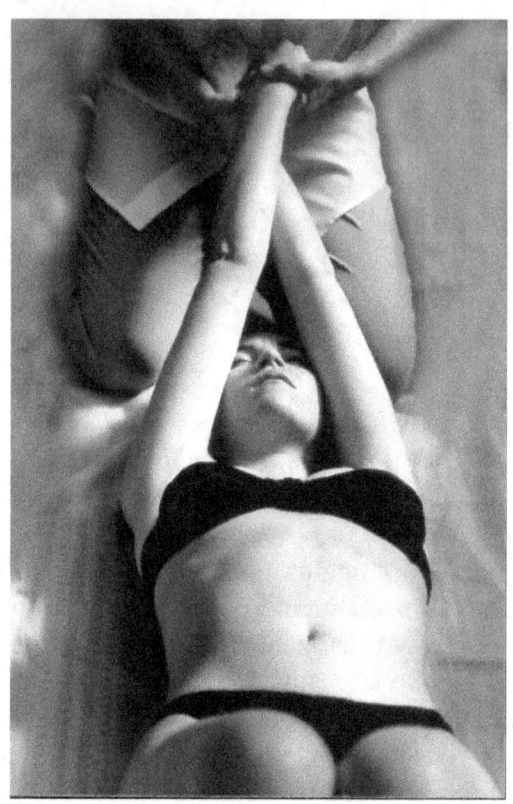

Elasticidad de espalda, glúteos y hombros. El secreto de esta posición es tratar de mantener la espalda bien recta, mientras que los brazos los situamos bien al frente.

Un ejemplo de ello es la rotación del cuello para mirar hacia atrás, incluso lateralmente, que un niño es capaz de efectuar sin apenas mover la cintura y mucho menos la cadera. Sin embargo, cuando un anciano tiene que mirar a un lateral debe girar también la cadera, pues las vértebras del cuello ya no tienen suficiente juego.

Estos inconvenientes se perciben en todo el sistema óseo y articular, aunque hay partes como la cadera, los hombros y el cuello que se ven afectadas más intensamente. Esto conlleva un mal adicional, pues la limitación en la amplitud del movimiento articular ocasiona una atrofia de los músculos involucrados y una mayor rigidez en los tendones y ligamentos.

Con el tiempo, estas partes blandas sin uso frecuente se esclerosan y se acortan, con lo que la deformación de los huesos se acentúa. Llegado a este punto y si no se pone en marcha un programa de flexibilidad, el organismo sustituye el tejido adiposo y fibroso (colágeno) por otro carente de función.

Datos

Se ha comprobado en pacientes que han sufrido traumatismos y por ello han permanecido inmovilizados, que si se mantiene durante la fase de curación los músculos en su fase de acortamiento, la recuperación es peor y se declaran secuelas difíciles de corregir.

Sin embargo, cuando se mantienen los ligamentos en su posición óptima de estiramiento, al reanudar el movimiento la recuperación es rápida y todo vuelve a su funcionalidad anterior.

Por tanto, los ejercicios de flexibilidad son especialmente importantes en las fases de recuperación de los traumatismos y después de haber permanecido durante algún tiempo inmovilizado o con escayolas.

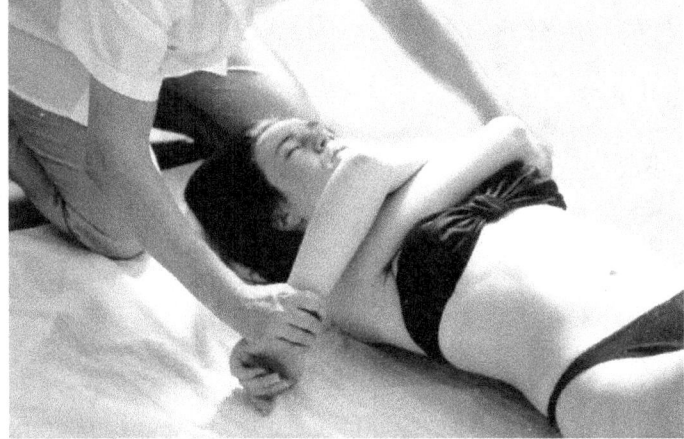

Estiramiento asistido de brazos y hombros.
Hay que cruzar lo más posible los brazos.

> *Siendo el tejido muscular sumamente adaptable a los nuevos requerimientos, se podría asegurar que no hay una sola persona que no se pueda beneficiar de ellos, especialmente quienes padecen enfermedades como esclerosis múltiple, ataxia, parálisis, espina bífida o poliomielitis.*

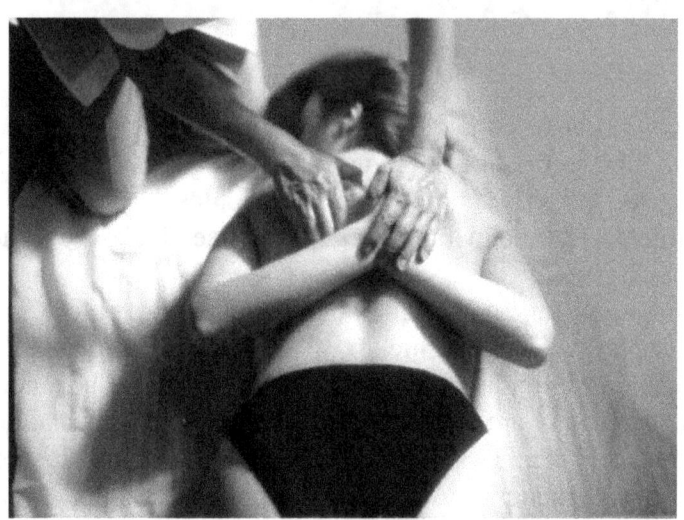

Elongación de codos, hombros y brazos.
Cruzamos los brazos y tratamos de llevarlos hacia la cabeza.

La genética

Es importante que sepamos diferenciar la elasticidad de los numerosos grupos de personas, tanto por su edad, como por su sexo o condición física, no intentando establecer prematuramente lo que es normal o no.

La amplitud de una articulación y la capacidad de un ligamento para estirarse son esencialmente genéticas y por ello una persona poco dotada para la elasticidad nunca conseguirá los mismos resultados que los demás.

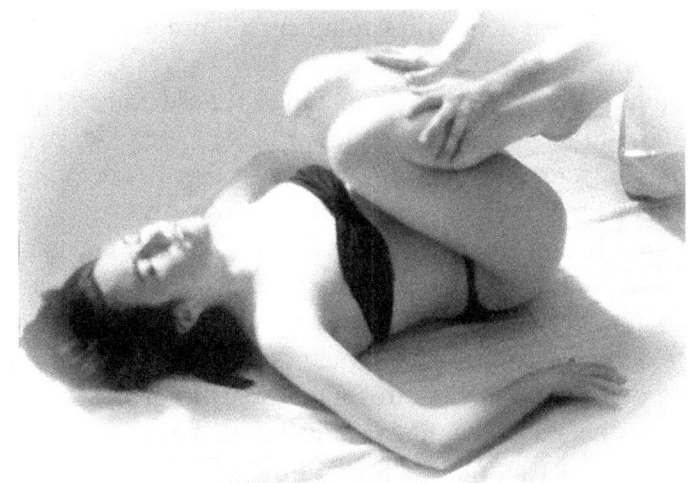

Estiramiento de la parte posterior de los muslos.
Hay que mantener las piernas bien pegadas al tórax y
completamente flexionadas.

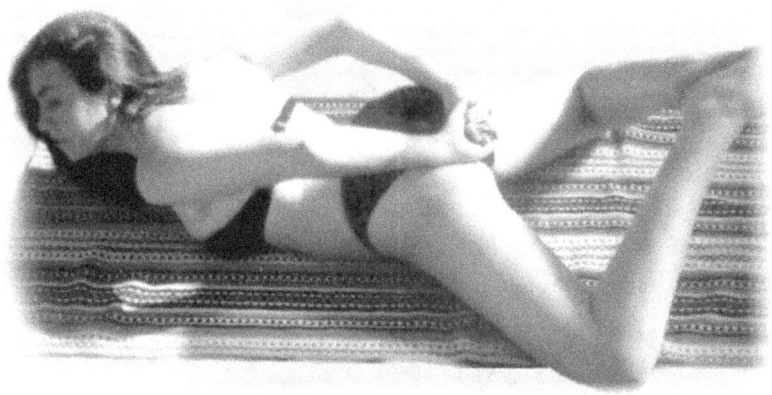

Enderezamiento espalda.
Con el abdomen metido y la espalda totalmente recta, se ponen
los brazos hacia atrás.

Un mal terapeuta o instructor puede insistir en que su paciente o alumno alcance esa longitud o amplitud en su cuerpo que piensa que es la normal. Pero la medida de lo que es normal lo marca la aparición del dolor, única vara de medir que debemos tener en cuenta. Con el paso de los días solamente el progreso nos dirá si el entrenamiento está bien dirigido.

Ya sabemos que hay personas que nunca, o desde que dejaron la niñez años atrás, han conseguido tocar la punta de sus pies manteniendo las piernas rectas. Otras son incapaces de poner sus manos detrás de la nuca sin esfuerzo, mientras muchos no pueden separar uno a uno los dedos de sus manos sin ayuda.

Estas características genéticas son las que debemos tener en cuenta para no insistir ni forzar una articulación que nunca mejorará, simplemente porque su naturaleza la ha diseñado así.

Y puesto que no hay parámetros para medir lo que es normal y patológico, nunca deberemos emplear frases condenatorias como "esto no es normal", "¡qué raro!", o, peor aún, "con el tiempo logrará ser como todos".

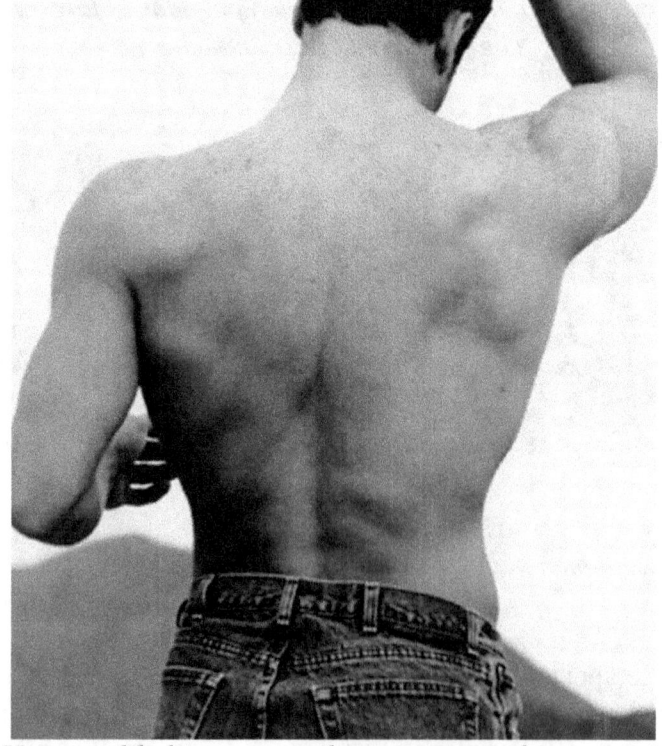

Una espalda bien recta solamente se puede conseguir simultaneando los ejercicios de elasticidad con la musculación.

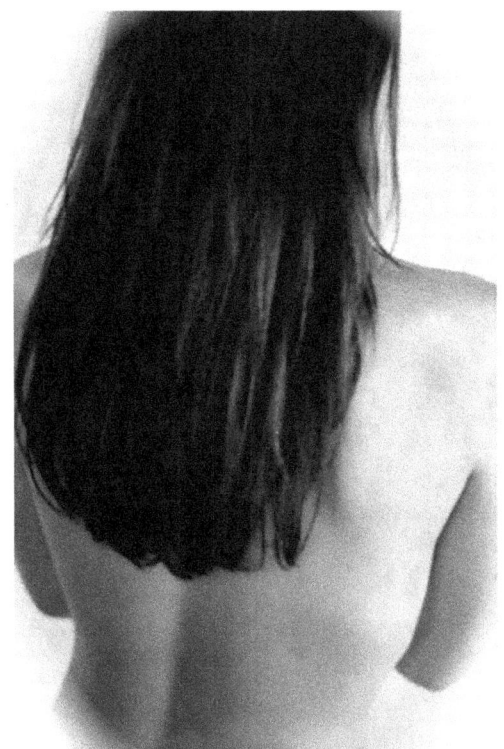

Las mujeres, con su elasticidad natural, responden mejor a los ejercicios de estiramiento que los varones.

Diferencias

Indudablemente, las mujeres son más flexibles que los hombres, básicamente por estas razones:

1. Su musculatura es menos potente y de menor volumen.
2. Poseen más cantidad de tejido adiposo y materia grasa, lo que permite una mayor elongación de sus ligamentos.
3. Su cadera, especialmente, está diseñada para dilatarse, lo que las hace especialmente elásticas en todos los ligamentos y tendones dependientes.
4. Poseen mayor cantidad de la hormona relaxina, adecuada para permitir el estiramiento.

5. La mayor abundancia de estrógenos también favorece la elasticidad.

6. Su menor altura hace que exista menos masa muscular y tendinosa que frene el estiramiento.

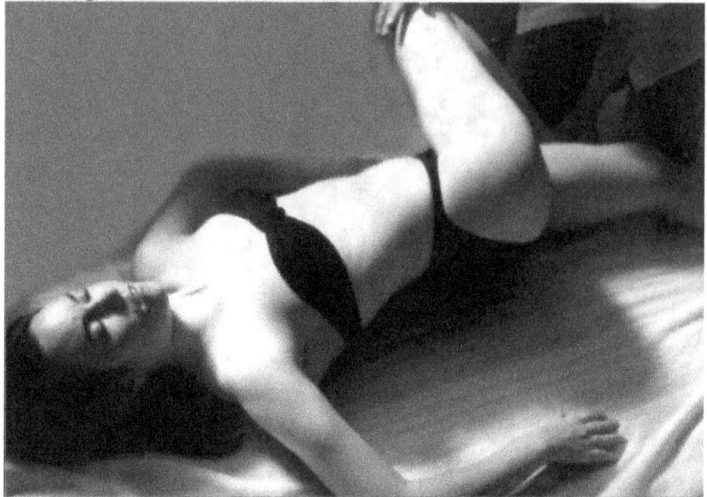

Flexibilidad de cadera. Tratando de que el cuerpo permanezca pegado al suelo, hay que presionar firmemente en la pierna doblada para movilizar la cadera.

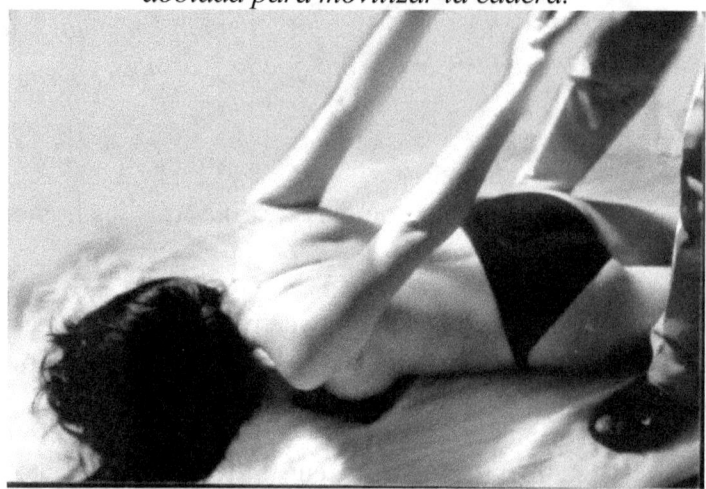

Estiramiento asistido de hombros y brazos.
Este ejercicio hay que realizarlo con suma suavidad, hasta llegar al punto límite en que comiencen las molestias.

Es importante señalar también que las personas obesas son casi siempre más elásticas que las delgadas y mucho más que las fibrosas, lo que demuestra el importante papel que hacen las grasas corporales en el mantenimiento de la elasticidad.

No obstante, todos conocemos en persona o por fotografías, ascetas o faquires, sumamente delgados, que son capaces de adoptar posiciones de elasticidad aparentemente imposibles.

Estos detalles, supuestamente contradictorios, indican que tanto la musculatura muy robusta como la carencia de grasas pueden limitar la elasticidad.

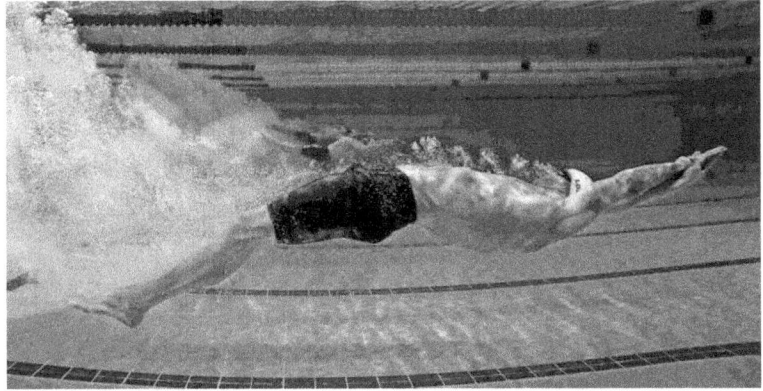

El agua es un buen elemento para mejorar potencia y elasticidad.
El menor efecto de la gravedad hace que la amplitud articular pueda mejorarse con ausencia de dolor.

La respiración

Cuando se inspira los músculos se tensan y en casi imposible estirarlos, mientras que este esfuerzo es más fácil en la fase de fuerte espiración. Es más, cualquier movimiento, pasivo o dinámico, incluso los asistidos por otra persona, deben ser efectuados siguiendo el ritmo natural de la respiración.

Los principiantes se suelen asombrar de los progresos que pueden lograr realizando los estiramientos solamente en la fase de espiración, manteniendo unos segundos el progreso, y repitiendo otra vez. Se han establecido como tres espiraciones profundas las necesarias para llegar al límite sin apenas dolor.

Hay personas, no obstante, que mejoran aún más realizando las tres fases así:

1. Se realiza un estiramiento previo, por ejemplo de la columna.

2. Se toma aire y se espira fuertemente mientras se estira un poco más.

3. Se mantiene unos segundos la posición hasta que aparezca la molestia.

4. Se afloja un poco, se toma aire nuevamente y al soltarlo se aumenta la distancia primera.

5. Se mantiene el progreso, se afloja nuevamente, se mantiene al menos un minuto y se vuelve a inspirar y espirar profundamente, forzando un poco más la posición. Esta última fase se mantiene hasta que la molestia comience a notarse como dolor.

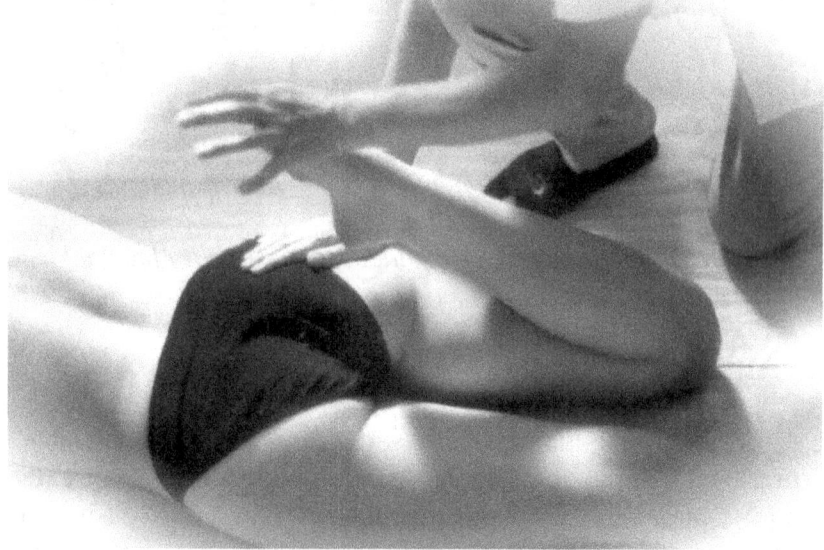

Estiramiento asistido de muslo y pie.
Manteniendo sujeta la cadera, se presiona lentamente el
empeine.

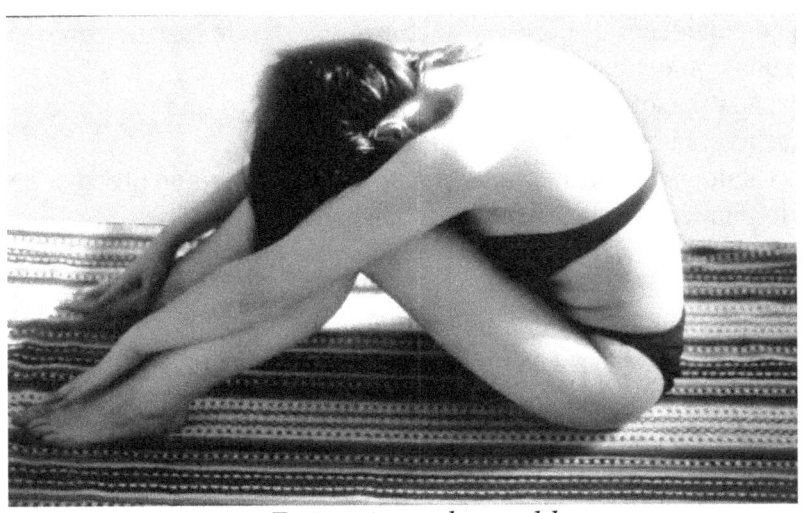

Estiramiento de espalda.
Para flexionar el tronco hay que sacar previamente todo el aire
de los pulmones. Una vez encontrada la posición cómoda,
permanecer así al menos dos minutos.

Señales indicativas para abandonar ese día la terapia de estiramiento:

1. Dolor que no cesa cuando se suelta totalmente la parte estirada.
2. Calor o quemazón en los ligamentos.
3. Sudores o palidez.
4. Deseos del alumno o paciente de suspender la terapia en ese preciso momento.

Señales y precauciones:

1. El estiramiento con dolor casi siempre ocasiona nuevos males, aunque es posible que se progrese en la amplitud del estiramiento.
2. No hay que tratar de superar siempre el punto límite, o la amplitud conseguida después de varias semanas de trabajo. Es

mejor mantener el progreso y consolidarlo, que insistir como si de una competición se tratase.

3. Cada persona tiene su límite o frontera y lo que para uno es mucho para otro insuficiente.

4. Cualquier molestia que perdure hasta el siguiente día de entrenamiento indicará que se ha estirado demasiado.

5. Cada día y cada momento, e incluso según el clima, se pueden lograr más o menos progresos.

6. Debe establecerse una buena comunicación entre el terapeuta y el enfermo, pues cualquier recelo u hostilidad se traduce en músculos contraídos y, por tanto, imposibles de estirar adecuadamente.

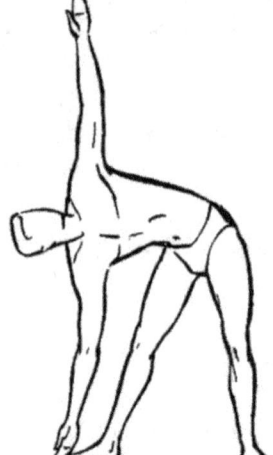

Estiramiento de músculos oblicuos.
La posición es algo forzada, pero lentamente se puede conseguir.

Recomendaciones:

1. Hay que visualizar el resultado final mucho antes de que este se produzca.

2. Hay que estar seguros de que se logrará la mejora y la curación, pues de esta actitud depende esencialmente el éxito el tratamiento.

Problemas

Cuando queremos conseguir una elasticidad espectacular, como ocurre en los deportistas jóvenes, el límite para ello son los 21 años, aunque no debemos olvidar que una elasticidad forzada genera frecuentemente problemas en las articulaciones. Al aumentarse la longitud de los ligamentos, la articulación involucrada no dispone del freno en su amplitud y se disloca con facilidad. En estos casos hay dos soluciones: potenciar más la musculatura para acortar algo su capacidad de estiramiento y dar suplementos de flúor y sílice que refuerzan los ligamentos.

En los adultos no suelen darse problemas por los estiramientos, salvo que la impericia del instructor sea manifiesta. Simplemente no traspasando nunca el umbral del dolor y actuando con calma y mucho tiempo por delante, se conseguirá mejorar sin que aparezcan lesiones.

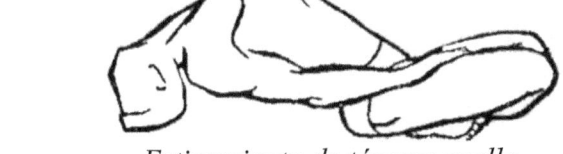

Estiramiento de tórax y cuello.
Esta posición, extraída del yoga, es factible solamente para personas muy elásticas y entrenadas

Temperatura

Nadie duda que las altas temperaturas del verano facilitan los movimientos de elasticidad, lo mismo que con temperaturas inferiores a 10 grados nadie recomienda los estiramientos.
No obstante, hay también otro factor decisivo y es que la elasticidad ganada con temperaturas corporales altas, sea por

ejercicio o masaje, no se consolida y desaparece mucho antes que cuando se trabaja sin un calentamiento previo.

Esto nos lleva a establecer ciertas pautas para conseguir unos resultados que perduren al menos unos meses.

1. No efectúe un calentamiento intenso.
2. Limitarse solamente a movilizar y lubricar las articulaciones involucradas.
3. Puede aplicar pomadas rubefacientes, pero sepa que su efecto es superficial.
4. Una relajación adecuada es mejor que un calentamiento.
5. Nunca acuda a realizar sesiones de estiramiento con el cuerpo frío o insuficientemente abrigado. Mejor algo de calor que de frío.
6. Una comida altamente energética o que contenga elementos que aporten calor interno (jengibre, por ejemplo), es recomendable.
7. Ayuda bastante darse una ducha caliente antes de empezar las sesiones, aunque hay quienes prefieren aplicar compresas calientes de plantas medicinales o esencias adecuadas.
8. No aplique un calentamiento intenso, pues el riesgo de lesión es muy alto al estar los músculos parcialmente anestesiados por el calor.
9. Si quiere consolidar mejor los resultados, dese una ducha tibia o fría al terminar.

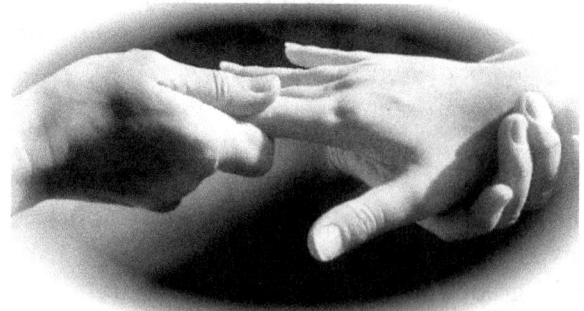

Estiramiento de dedos.
Hay que efectuar tracción intensa sobre ellos para liberar las articulaciones.

Recuerde

Una regla de oro, entre las muchas que hay para conseguir una buena elasticidad, es trabajar todo el cuerpo, no limitarse solamente a la elasticidad de una zona.

El motivo para insistir en esto es que todos los músculos, ligamentos y tendones corporales están unidos entre sí formando una gran cadena muscular. Ninguno es totalmente independiente y la falta de elasticidad en un músculo, aparentemente lejano al que nos interesa trabajar, condicionara e impedirá los buenos resultados requeridos.

> *Una buena manera de trabajar la elasticidad es empezar con los músculos menores, aquellos que son más fáciles de estirar, para pasar a continuación a los mayores.*

Calentamiento previo

Las sesiones de calentamiento previo a los ejercicios de elasticidad están dirigidas a soltar previamente los músculos y lograr que llegue sangre a ellos desde los primeros momentos. Hay deportistas que manifiestan no necesitar estos ejercicios previos de calentamiento y puede que tengan razón, pero es su caso particular. Por eso es muy arriesgado tratar de copiar los movimientos de algún campeón, con mayor razón si es más joven que nosotros.

Si notamos y presentimos que podemos hacer ejercicios de elasticidad sin calentamiento inicial es bueno que lo hagamos, pero hay que tener en cuenta que quizá no todos los días podamos conseguir hacerlos, ya que el cuerpo humano no es una máquina inmutable y lo que hoy sirve mañana puede ser un riesgo hacerlo.

Más que tratar de estirar los músculos antes de trabajar lo que importa es la lubricación articular, ya que hay que lograr cierta viscosidad en las fibras musculares. "Engrasar" previamente el cuerpo puede ser la frase a tener en cuenta.

Indudablemente, no es lo mismo acudir a un gimnasio a primera hora de la mañana de un día frío de invierno, que ir después de una dura jornada de trabajo un día caluroso de verano. Por este motivo, es imposible dar pautas generales e invariables sobre la elasticidad y el calentamiento.

> *Cada jornada, cada persona, y hasta cada lugar, requieren modos y maneras diferentes de trabajar.*

Relajación o enfriamiento

Esta es la fase más olvidada de todas y eso que ya se empieza a considerar como sumamente importante. Estirar de nuevo al final de una clase de trabajo muscular o técnico es tan importante como hacerlo al principio.

En ese momento los músculos están calientes, llenos de sangre y sumamente contraídos, por lo que una sesión corta de estiramiento los relajará y enfriará, evitando que al día siguiente aparezcan agujetas o dolores musculares.

Las lesiones musculares apenas aparecerán si tenemos muy en cuenta este tipo de trabajo final y no lo abandonamos bajo ninguna excusa.

Además, después de una sesión de estiramiento final, el corazón se encuentra en óptimas condiciones de funcionamiento y nuestro cuerpo totalmente descansado, como si no hubiésemos realizado ejercicio alguno.

No se olvide:
Nada de prisas, nada de forzar, ni de sentir dolor. La elasticidad debe ser placentera, no un suplicio.

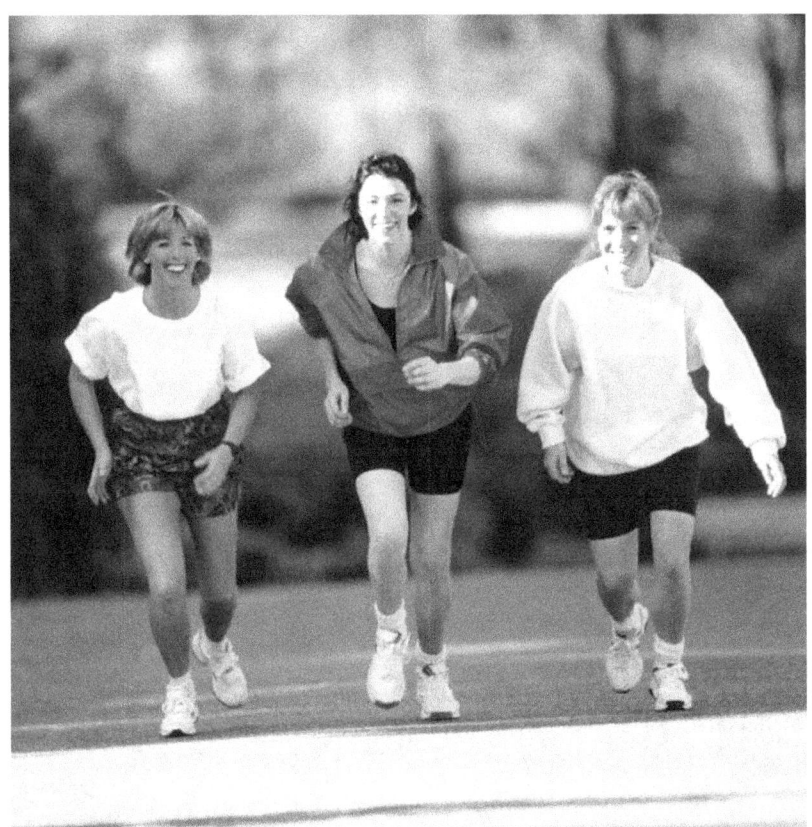

El footing requiere efectuar estiramientos antes y después de la carrera.

Sobreestiramiento

Una mala técnica en los ejercicios, tanto por exceso, como por la repetición del movimiento, o por la posición, puede ocasionar lesiones por desgarros.

Esto es más frecuente cuando se efectúan movimientos dinámicos de elasticidad, como balancear una pierna, o por adoptar posiciones dolorosas durante bastante tiempo.

Ya se ha explicado anteriormente que la ausencia de dolor debe ser la regla de oro en los ejercicios de elasticidad y estiramiento, aunque ello nos obligue a emplear más tiempo en lograr notables progresos.

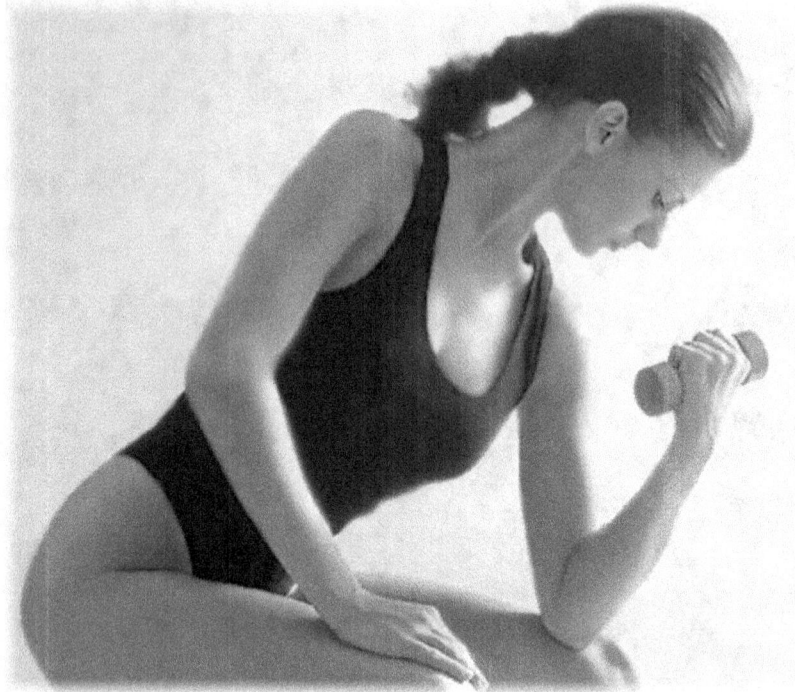

Cualquier práctica deportiva exige realizar estiramientos. El trabajo con pesas obliga a ser comedidos en los estiramientos, pues podemos debilitar los tendones.

Estas son las causas más habituales de desgarros en músculos o ligamentos:

1. Realizar contracciones enérgicas cuando el músculo está contraído.
2. Efectuar contracciones musculares no coordinadas con el resto del cuerpo.
3. Aplicar excesiva fuerza en un músculo.
4. Repetir un mismo movimiento demasiadas veces.
5. Efectuar movimientos de rebote.
6. Estirar un músculo dolorido.

Afortunadamente y una vez declarada la lesión y si dejamos que se cicatrice completamente, podemos recuperar la funcionalidad de la zona lesionada. Para lograr esto debemos actuar justo cuando la cicatriz está formada, pero no tanto que exista ya tejido colaginoso excesivo y, por tanto, demasiado duro.

Hay que tratar de evitar que se formen enlaces cruzados entre las fibras de colágeno con el fin de lograr una cicatriz blanda y delgada. Realmente la naturaleza intenta formar un nuevo tejido más duro que el anterior, para así asegurar la consolidación, pero ello conlleva una pérdida sustancial de las capacidades motrices.

Como en todo proceso de preparación física hay que seguir las tres normas:

1. Ausencia de dolor
2. Paciencia
3. Adaptabilidad

CAPÍTULO 6

Recordatorio general

DIFERENTES TIPOS DE ESTIRAMIENTO

Estiramiento balístico

Se refiere a aquel que efectuamos, incluso de manera inconsciente, mediante saltos, rebotes o siguiendo el ritmo de una música. También se aplica a aquellos movimientos habituales en nuestra vida, como coger objetos situados a distancias lejanas, subir grandes obstáculos o cortarse las uñas de los pies. Este tipo de estiramiento no sigue una regla fija y en un corto espacio de tiempo podemos efectuar rápidos movimientos, grandes elongaciones o prolongadas posturas.

Aunque imperfecto y poco adecuado para una mejora controlada de alguna zona muscular, proporciona otras cualidades no menos importantes, como agilidad, destreza y coordinación. La parte negativa es que las lesiones son frecuentes por no dar tiempo a los tejidos a que se adapten a los requerimientos, siendo la causa más habitual de las lesiones en músculos y ligamentos.

El estiramiento perfecto es aquel que se hace dando tiempo a que el cuerpo se adapte a los nuevos requerimientos y para ello no se requiere fuerza ni sentir dolor.

Otro problema de estos movimientos balísticos es que la fase de acortamiento, cuando suprimimos la elongación, se hace bruscamente, lo que ocasiona un efecto de rebote que ocasiona no pocas lesiones.

Aflojar bruscamente la tensión de un músculo brutalmente contraído es igual al efecto ocasionado cuando soltamos un muelle o una cuerda sujeta por otras personas en el lado contrario.

Finalmente, no hay que olvidar que es muy importante para estirar un músculo tener esa parte completamente relajada, lo que no es posible si la mantenemos en movimiento.

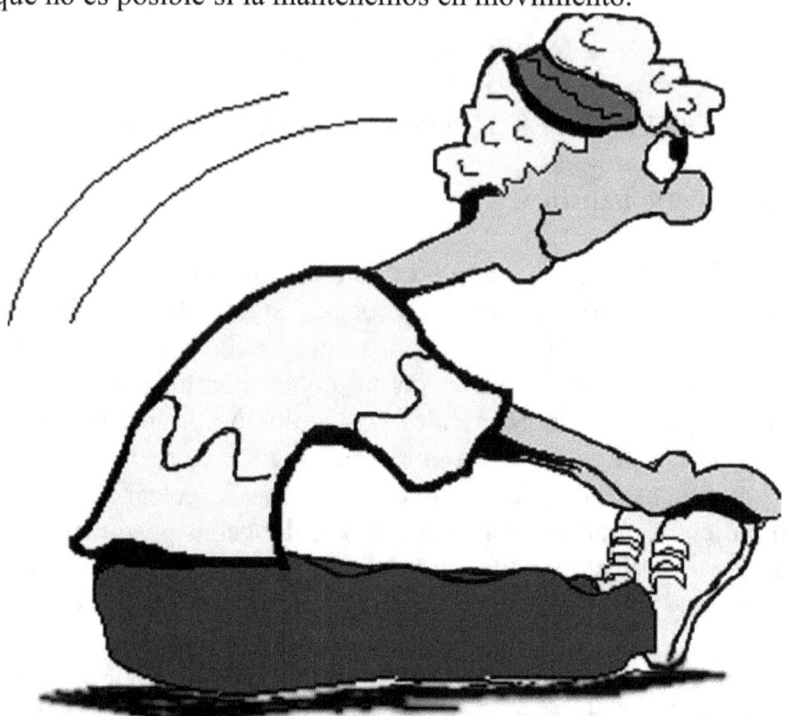

Los ejercicios de flexibilidad mejoran las marcas deportivas.

Estiramiento estático

El estiramiento estático se efectúa habitualmente de modo lento y una muestra de ello es la práctica del Yoga. Esto evita la mayoría de las lesiones, pues produce un alargamiento muy progresivo y con frecuencia perenne.

No hay dolor en las posiciones, tampoco hay gasto de energía y contribuye al relajamiento general.

No obstante, el problema es que al tratarse de un estiramiento estático no se adapta plenamente a los requerimientos

78

cotidianos, pues somos seres en continuo movimiento. Además, muchas de las posiciones no se parecen en absoluto a aquellas que posteriormente adoptaremos en nuestros quehaceres, por lo que posiblemente no estemos estirando aquellas zonas más necesitadas.

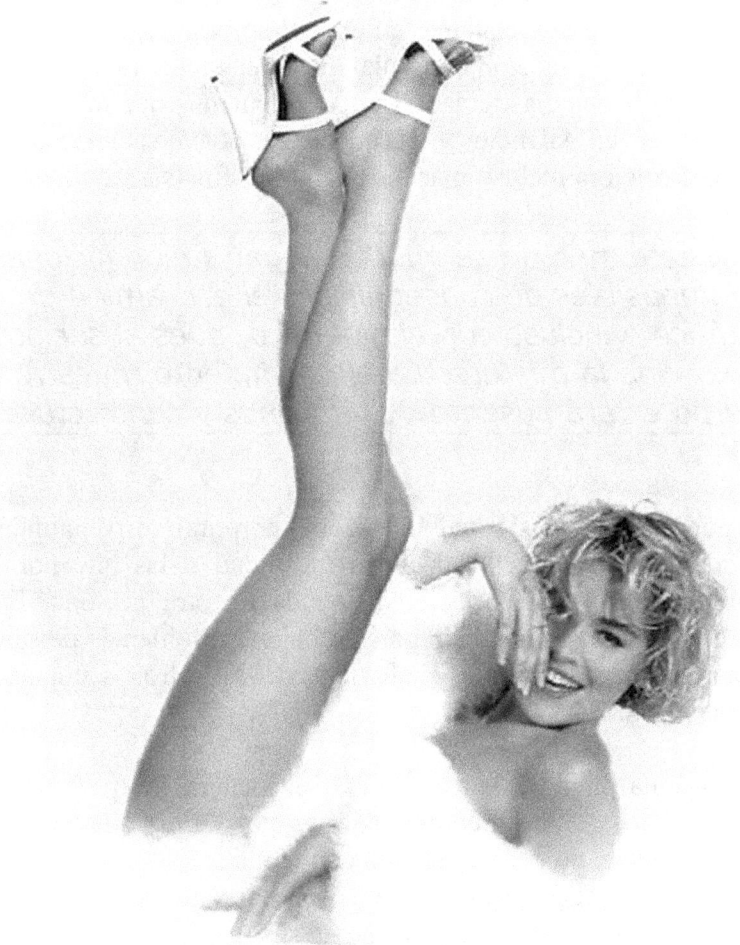

La elasticidad de una modelo o actriz, siempre favorece su trabajo

Estiramiento pasivo

Como su nombre indica, el practicante no efectúa el estiramiento de sus músculos, pues es otra persona o aparato el encargado de hacerlo.

Las ventajas de este sistema, en el cual se basa este manual, es que no hay contracción muscular posible, factor esencial para lograr una buena elasticidad. Tampoco tenemos que meditar, ni permanecer en silencio y la adecuada conversación con el terapeuta mejora incluso más los resultados finales.

Con este método se pueden llegar a elongaciones imposibles de conseguir por el estiramiento estático e incluso con el dinámico, pues al ser otra persona la que efectúa el movimiento, nuestro cuerpo estará ausente de tensiones y contracturas.

Se puede estirar así cualquier zona corporal, especialmente aquellas carentes de la adecuada motilidad o las que por su debilidad intrínseca necesiten la ayuda de otra persona. Está especialmente recomendado para solucionar problemas de salud y cuando han fracasado cualquiera de los otros sistemas o terapias médicas.

El terapeuta puede, además, valorar el alcance del problema y efectuar los movimientos en grupos musculares que, aparentemente, no tienen relación con el mal.

Como factor negativo solamente está la falta de pericia del terapeuta, pues si realiza bruscamente sus manipulaciones puede ocasionar dolor y lesiones.

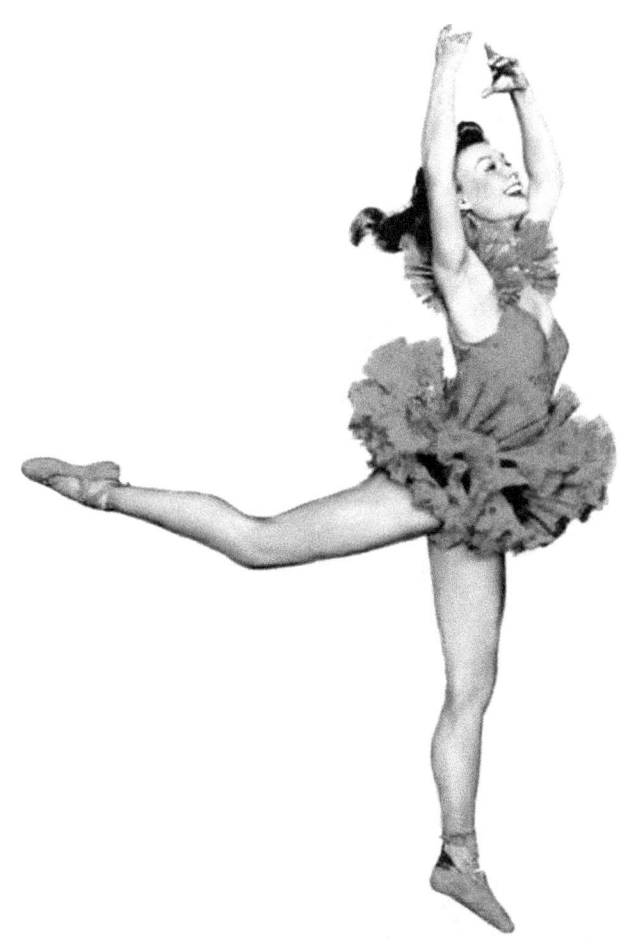

El estiramiento dinámico es parte habitual en el baile profesional.

Estiramiento activo

Es aquel efectuado por un individuo mediante la adopción de una postura concreta y permaneciendo en ella un tiempo aleatorio. Es habitual verlo en cualquier tipo de entrenamiento deportivo, con los deportistas adoptando posturas diversas de estiramiento, bien sea con la ayuda de barras o espalderas, o mediante su propio cuerpo. La ventaja de este sistema es la independencia que otorga y la elección de la postura más cómoda para el ejecutante.

El problema es que las posturas no se pueden forzar en su amplitud, y el inconveniente es que con frecuencia se adoptan posiciones que dañan las articulaciones.

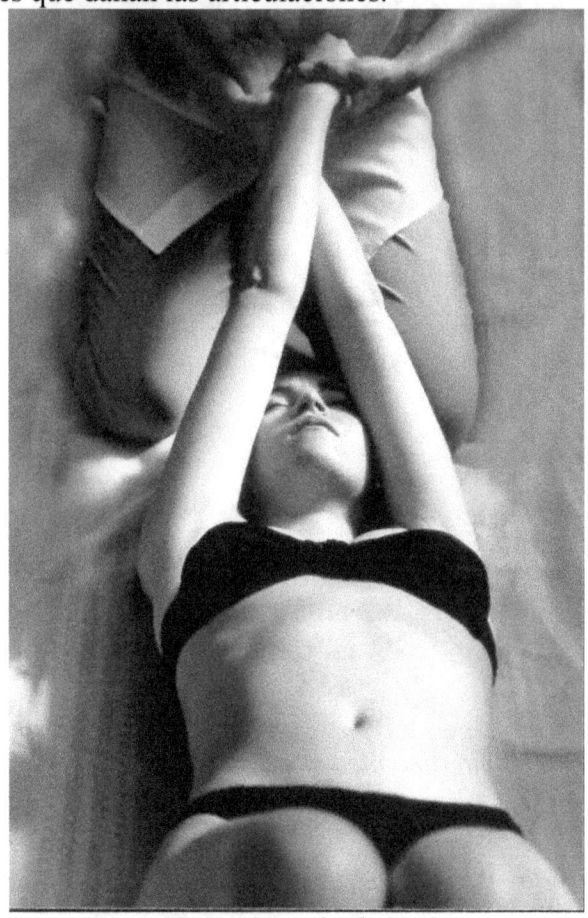

Estiramiento forzado de los brazos.
Hay que efectuar tracción hacia arriba, lentamente pero con firmeza

Beneficios

Independientemente del sistema empleado, los beneficios de estas manipulaciones son:

1. Estiramiento de los músculos, tendones y ligamentos contraídos, sea por atrofia, edad o accidente.
2. Corrección de las deformaciones, desviaciones y hábitos posturales. La figura, en general, mejora sensiblemente.
3. Mejora de la transmisión neural, lo que nos lleva a pensar en su utilidad en casos de esclerosis, ataxias, parálisis y paraplejías.
4. Alivio rápido del dolor articular.
5. Una mejor relajación general.
6. Mejora de la circulación sanguínea.
7. Mejor adaptabilidad a los requerimientos físicos diarios.

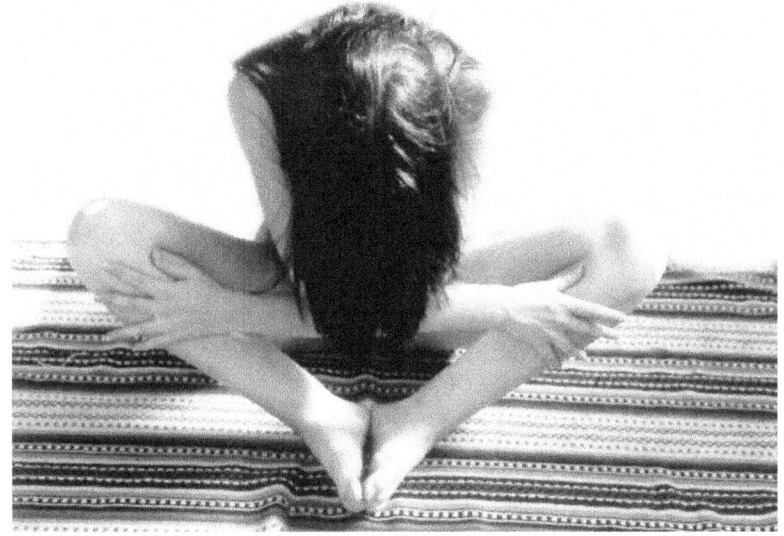

Estiramiento de abductores con presión.
Los codos son los encargados de presionar las piernas para que desciendan lentamente.

El programa de estiramiento debe seguir, finalmente, estas pautas:

▪ Debe ser seguro, no tanto en los resultados que posiblemente no respondan en su totalidad a las expectativas, como en la ausencia de cualquier efecto secundario.

- Es importante conocer las características físicas y las enfermedades de la persona a tratar.
- Hay que especificar los beneficios que se pretenden, aunque luego surjan otros adicionales.
- El tratamiento debe ser individualizado, pues no hay una sola respuesta para todos. Aunque sea un aforismo, no hay que tratar la enfermedad sino al enfermo.
- Puede ser necesario un cierto tipo de calentamiento preliminar, especialmente articular.
- Hay que evitar, especialmente, el frío ambiental, no siendo perjudicial el calor.
- Hay que apuntar los progresos de la persona, así como la duración de las terapias, intensidad y frecuencia para modificar las siguientes sesiones.
- Es importante saber que hay momentos de gran progreso y otros de rechazo total al ejercicio. Nunca hay que insistir si las circunstancias así lo indican.
- No comparar a la persona con nadie, pues lo único decisivo es su progreso personal. La respuesta, por tanto, tampoco debe ser igual en cada persona.
- Hay que llevar ropas muy holgadas, confortables y en cierto modo que proporcionen calor.
- La posición del resto del cuerpo debe ser cómoda y en ningún momento molesta.
- Es importante ganarse la confianza del deportista. Una actitud mental positiva proporciona más beneficios en menos tiempo.
- Hay que tratar de eliminar cualquier tensión, muscular o psíquica.
- Hay que tener en cuenta el pudor de cada persona, respetándoselo en la medida de cada uno. Cuidado, especialmente, con las manipulaciones que puedan ofender a la persona.
- Después del estiramiento es conveniente unos minutos de relajación y enfriamiento. No hay que realizar ejercicios bruscos, durante al menos dos horas.

• Recuerde, la persona viene para quitarse un dolor, nunca para aumentarlo. En la medicina química en ocasiones se provoca un dolor para quitar otro, en el estiramiento es un concepto equivocado y perjudicial.

• Si le causamos algún daño involuntario hay que realizar un período de reposo hasta la total resolución.

Requisitos profesionales:
- Una camilla
- Un aceite de masaje que proporcione calor
- 15 minutos de terapia
- También, una colchoneta o tamati si lo vamos a realizar en el suelo

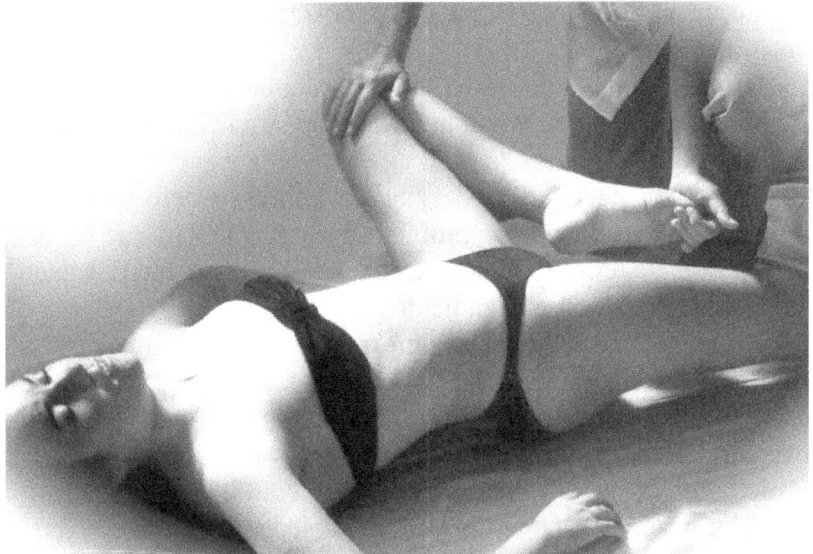

Estiramiento simultáneo de abductores y cadera.
Una de las piernas debe estar relajada mientras trabajamos en la otra.

Conclusiones

La flexibilidad es la cualidad motriz que se emplea para mover las articulaciones y gracias a ella podemos desplazarnos, flexionarnos, mantener el equilibrio, caminar erguidos y efectuar los movimientos musculares. Una alteración en cualquiera de sus funciones puede producir ineludiblemente una disminución en el rendimiento físico a corto o largo plazo.

Mientras que los niños habitualmente no tienen problemas articulares, salvo patologías concretas, los adultos, sin embargo, al tener menos espacio intra-articular, (algunos carecen en absoluto de él, especialmente los que sufren enfermedades reumáticas), presentan problemas más serios y más difíciles de solucionar.

La elasticidad, unida invariablemente a la flexibilidad, es la capacidad para estirarse de los tendones, músculos y ligamentos durante un período de tiempo, para posteriormente acortarse y contraerse.

Los cambios rápidos del movimiento articular y la amplitud del movimiento, dependen y son amortiguados esencialmente por la elasticidad.

Por tanto, una persona puede acusar dolores y deformaciones articulares y óseas más por problemas de elasticidad que óseos, pues todo el sistema esquelético depende básicamente del buen estado de los tendones y ligamentos.

Esencialmente, con la edad las deformaciones articulares y óseas provienen de la pérdida de elasticidad de todos los tejidos de sostén, no solamente por el endurecimiento propio del envejecimiento, sino, mayormente, por la pérdida de la elasticidad.

Este factor, no obstante, puede restablecerse de nuevo con sencillos ejercicios y manipulaciones, consiguiéndose en poco tiempo recuperar la estatura, el porte erguido y el espacio articular, con lo que se mejorarán la mayoría de los problemas artrósicos o vertebrales.

La elongación es el estiramiento forzado de los músculos y los tendones, lográndose normalmente gracias a la ayuda de un compañero o mediante posturas adecuadas mantenidas un tiempo prudencial.

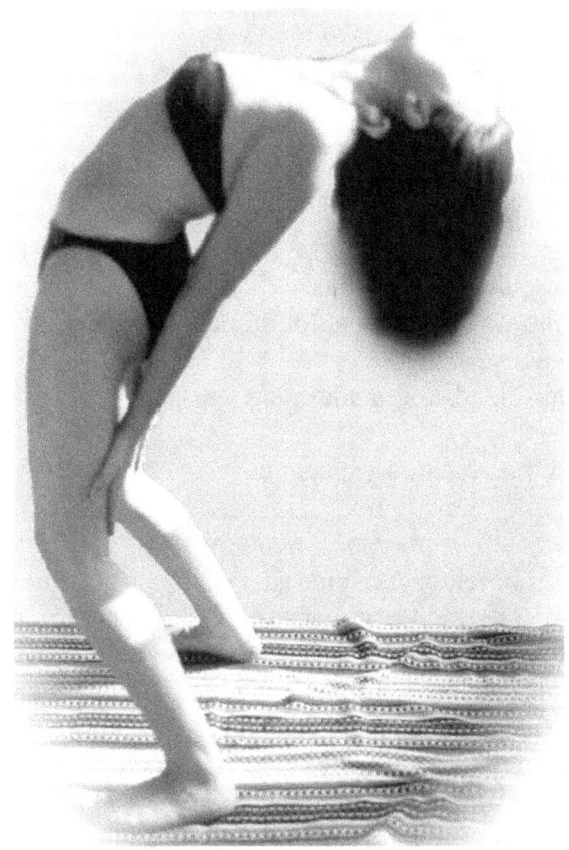

La flexibilidad de la columna es esencial. Aquí estiramos el abdomen y comprimimos la columna.

Las mejoras

La terapia de elasticidad, flexibilidad, y elongación, efectuada apenas uno o dos días por semana, proporciona en poco tiempo los siguientes beneficios:

1. Un relajamiento general muy superior a cualquier sistema tradicional, incluso superior al Yoga.
2. Un aumento del riego sanguíneo en todo el sistema articular y muscular.

3. Una mejora en el sistema venoso y arterial, pues el estiramiento involucra a todo el cuerpo.
4. Una disminución instantánea de las contracturas y rigideces musculares.
5. Una disminución paulatina de los dolores reumáticos.
6. Un enderezamiento de la columna vertebral.
7. Un aumento significativo de la estatura en personas mayores.
8. Un porte erguido y saludable.
9. Un aumento de la capacidad pulmonar al mejorar la amplitud de la caja torácica.
10. Una capacidad mejorada para la práctica de cualquier deporte.
11. Un andar más estético y elegante.

Y todo ello sin esfuerzos, agotamientos, ni dolores. La elasticidad proporciona un bienestar físico y psíquico intenso desde la primera sesión y la persona tiene la sensación de estar flotando y de pesar menos.

Por todo ello, es fácil asegurar que el entrenamiento de la elasticidad, flexibilidad y elongación es imprescindible si se quiere tener una larga vida muscular y esquelética y una buena eficacia para realizar las labores cotidianas, tanto laborales, como recreativas u hogareñas. Con este sistema las piernas son más ágiles, es más fácil desplazarse con velocidad, mover el cuello, girar la cintura y agacharse para recoger objetos.

Unido a unos pequeños ejercicios de musculación las personas conseguirán una forma física extraordinaria en pocos días, sin contraindicaciones, y su estado emocional será más relajado y eficaz.

Lo cierto es que cuando hemos realizado ya algunas sesiones de estiramiento notamos enseguida que algo ha cambiado en nuestro cuerpo. Una nueva sensación nos invade y hasta parece que nos movemos con más libertad, que somos más fuertes y que nuestras habilidades físicas han aumentado.

Pronto nos damos cuenta que quizá todo es cuestión de insistir y que lograremos estirar todo lo que queramos, ya que los dueños de nuestro cuerpo somos nosotros mismos y podemos luchar contra lo impuesto por la naturaleza. Estas sensaciones no pueden ser sentidas por aquellos que son flexibles por genética y es posible que nunca puedan valorar lo que es sentir a nuestro cuerpo progresar en este sentido.

Cierto es que las tensiones a las que sometemos a nuestros músculos para lograr que sean flexibles son muy intensas, pero si no desmayamos enseguida nos sentiremos tan diferentes con pocas sesiones que valdrá la pena el esfuerzo.

Tu cuerpo puede modificarse casi según tus deseos, pero si no eres bueno con él y lo tratas con dulzura, se volverá contra ti mismo y te obligará a que cada día te veas más torpe, más inútil y con menos posibilidades físicas. Eso no lo arregla ninguna medicina.

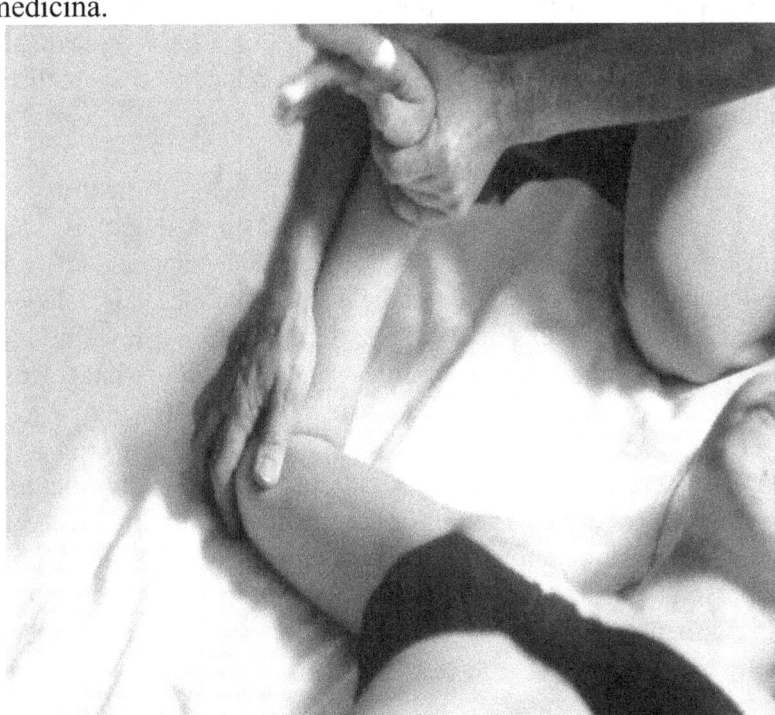

Estiramiento de la muñeca.
Hay que efectuar movimientos rotatorios, mientras mantenemos sujeto el codo y antebrazo.

La elasticidad como terapia

Los ejercicios se realizan de forma lenta para lograr un estiramiento progresivo. La posición del cuerpo debe mantenerse al menos unos veinte segundos y es imprescindible estar totalmente relajados y con ausencia de dolor. Esta forma es totalmente individual y solamente el enfermo es quien decide la amplitud del movimiento.

El oxígeno y, por tanto, la respiración, es una parte esencial para un buen estiramiento, ya que mediante él podrás relajarte y así estirar al máximo nivel. Si no se respira lentamente se pueden sufrir calambres en las piernas y en la zona abdominal. Hay que inspirar por la nariz y exhalar por la boca, todo ello relajado.
Una forma de mantenerse joven y en buena forma es realizar una serie de estiramientos todos los días, aunque no se realice ningún otro deporte, así el resto de la vida.

15 minutos al día para estirar sucesivamente, mientras te concentras en la zona estirada y controlas tu respiración, son suficientes para mantener una estupenda elasticidad sin problemas. No obstante, necesitarás unas sesiones controladas por un experto en elasticidad, que te indicará cuáles son las zonas de tu cuerpo que necesitas mejorar, cómo hacer los movimientos y los progresos necesarios.

Con el tiempo y aunque efectúes estiramientos en tu domicilio, te será imprescindible acudir a un profesional para efectuar ejercicios de elongación, o sea, el estiramiento efectuado por una persona a otra. Este sistema se hace en total relajación, pues el movimiento lo realiza el terapeuta, mientras el paciente está totalmente relajado.

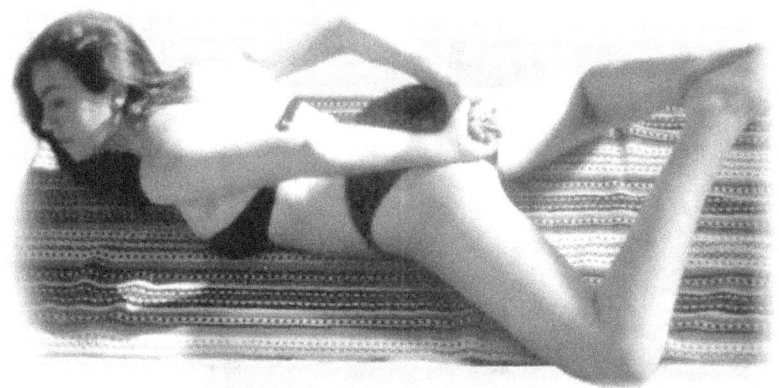

Estiramiento forzado de espalda y hombros.
El ejercicio consiste en intentar flexionar la espalda sin más
ayuda que nuestros músculos.

Zonas a estirar

No hay una sola zona corporal que no se beneficie de una terapia de estiramientos, aunque esencialmente es importante estirar toda la espalda, el cuello y las vértebras cervicales, la zona lumbar, los dedos de las manos y los pies, las pantorrillas y los músculos abdominales.

Hay que estirar siempre la parte inferior de la espalda porque es el centro de conexión de la fuerza en el cuerpo, así como los músculos de la rodilla, y los tendones del tobillo, tan sensibles y frágiles.

Una vez las piernas se han estirado concienzudamente, es importante hacerlo con las caderas, pues en ellas está el centro de gravedad y con los años se declaran intensos dolores. Esta zona se estira en último lugar ya que se trata de una articulación vital, sólida y grande, cubierta por gruesas capas de músculo, y su patología termina por afectar al fémur.

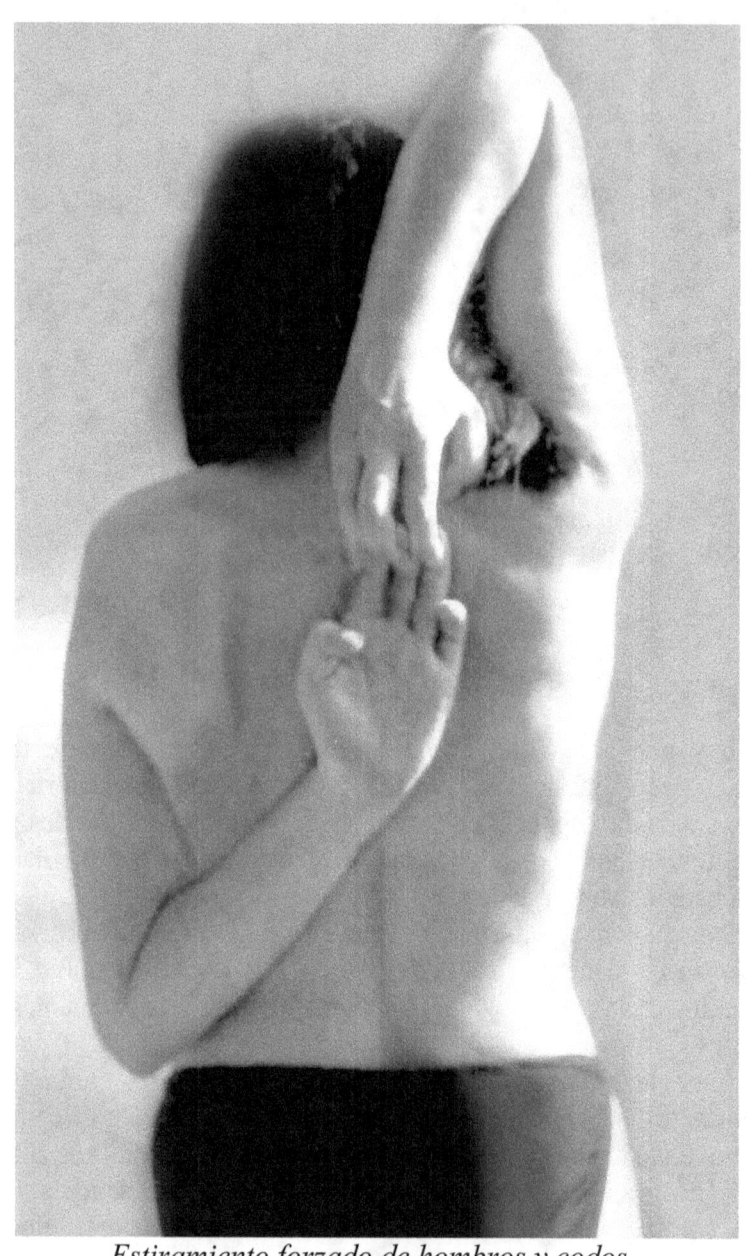

Estiramiento forzado de hombros y codos.
Una vez que hemos conseguido entrelazar los dedos, hay que
permanecer al menos un minuto

Preguntas habituales

¿Que es Stretching?

El Stretching (estiramiento), es una técnica corporal que a través de la colocación del cuerpo en distintas posturas se estiran, abren y relajan distintas zonas del cuerpo. Se basa en un reflejo tan viejo como la humanidad, y que habitualmente realizamos casi de forma inconsciente al levantarnos, cuando estamos estresados, cansados, o con sueño, pues el cuerpo espontáneamente busca abrirse, alcanzar, respirar.

¿Que significa Global? ¿Que significa Terapéutico?

Global quiere decir que incluye todo el cuerpo simultáneamente. El Stretching global desarrolla un estiramiento progresivo de toda la persona, comenzando por su centro (pecho, abdomen) a través de ejercicios respiratorios de estiramiento, incluyendo los hombros, las caderas, las piernas, los brazos, la cabeza e inclusive los dedos de las manos y los pies. La sensación es indescriptible y muy placentera, pues nos acerca a nuestro interior, tranquiliza la mente y nos pone en contacto con nuestras sensaciones.

La globalidad nos brinda alineación corporal duradera, armonía en la postura y bienestar general, hace del estiramiento una herramienta terapéutica, es decir, que favorece y promueve la curación, la sanación.

¿Hay que tener alguna experiencia?

En absoluto, pues todo el mundo se ha estirado repetidamente al levantarse en tu cama, o en su silla de trabajo a mitad de una jornada. Este es el principio básico del trabajo: estirarse, pero se realiza de manera gradual, respetando los límites, promoviendo el placer y el disfrute en trabajo.

¿Puede mejorar mi postura? ¿Ayuda a adelgazar?

La postura es el principal objetivo de este trabajo, pues se podría decir que el stretching es una gimnasia postural, ya que no solamente se busca relajar la musculatura del cuerpo, sino re-equilibrar; por ejemplo si tenemos un hombro más arriba, o una pierna aparentemente más larga, o una tendencia a encorvarnos hacia adelante, o escoliosis, o las rodillas en varo (hacia afuera) o en valgo (hacia adentro), se busca recuperar las formas naturales, alineando hombros, columna, caderas, rodillas, y todo el cuerpo.

En el caso de personas obesas que estén con un plan de adelgazamiento, el trabajo de stretching puede ayudar mucho en el proceso de control y reducción del peso, ya que aumenta el metabolismo, reduce la ansiedad, y cuando una persona adelgaza pierde no solamente el exceso de grasas, sino su antiguo equilibrio postural. Al tener menos peso es sumamente importante que la persona lo haga armónicamente, permitiendo que el cuerpo se organice de acuerdo al nuevo peso.

¿Es cierto que mejora la respiración?
Sí, de hecho el stretching libera las tensiones que restringen la respiración y dilata el tórax.

¿Se pueden mejorar deformaciones de columna como la escoliosis?
Este trabajo es sumamente indicado para problemas posturales como las escoliosis, ya que esta anomalía se desarrolla por un desarrollo desequilibrado de la musculatura de la columna, y al equilibrar, elongando, estirando la musculatura que está contraída (ocasionando que la columna se desvíe), entonces la columna comienza a realinearse.

¿Se puede practicar teniendo una hernia discal?
Si la hernia es antigua los ejercicios la mejorarán. Sin embargo, si es reciente es recomendable esperar, y guardar reposo. Si ya está con un plan de rehabilitación, lo más probable es que pueda comenzar a realizar stretching, aunque hay que consultar al médico.

¿Es útil para un deportista?

Sería conveniente hacer un trabajo diferenciado y personalizado al tipo de deporte que se practica. Todo deporte hace uso del cuerpo de una manera especializada, desarrollando y estirando unos músculos más que otros. Es por esto que cada deporte tiene su talón de Aquiles, una zona del cuerpo que tiende a sobrecargarse. Ahí es donde el stretching puede aportar un trabajo en detalle para esta zona, respetando la globalidad del individuo. En todo deporte se trabaja de manera diferenciada, sobrecargando unos músculos y atrofiando otros. El Stretching trabaja de manera diferenciada: tonifica los músculos dinámicos (por ejem: abdominales) y elonga, estira, los músculos posturales, estáticos (trapecio, pectorales, etc...), lo que brindará más rendimiento deportivo y menor esfuerzo para alcanzar la meta.

¿Se puede practicar después de una operación o permanencia prolongada en cama?

Debido al sistema mismo y el cuidado del stretching, es el trabajo más indicado para post-operaciones, lesiones, esguinces, etc. No obstante, depende de la importancia de la operación, y del reposo posterior. Si fue hace apenas un mes, se puede comenzar con ejercicios muy suaves, y al segundo mes trabajar completamente.

¿Que diferencia hay entre el stretching total y otras técnicas como yoga, o el estiramiento común?

Es importante entender que en todas estas técnicas existe algo común en ellas y es que trabajan con la técnica del estiramiento y la elongación. La diferencia radica en los principios del trabajo, pues en el stretching global con posiciones simétricas, globales (todo el cuerpo se estira progresivamente), se busca el re-equilibrio postural, evitando las descompensaciones (asimetrías, desequilibrios que surgen en los estiramientos selectivos). Una sesión completa de estiramientos busca la armonía, respeta los límites, y trata de mejorar el potencial de desarrollo de cada persona. Tiene fines terapéuticos, pues mejora la postura, alivia dolores crónicos, amplia la respiración, nos mantiene en contacto con el ser interior (sensaciones, emociones, intuiciones).

¿Cuantas veces se hace a la semana?

Es recomendable al menos 1 vez a la semana, aunque en caso de casos de tensiones crónicas se recomiendan una frecuencia mayor al comienzo (de 2 a 3 veces semanales), para ir reduciendo poco a poco. En el caso de deportista de alta competición, o personas que hagan ejercicios semanalmente, se recomienda una frecuencia mayor.

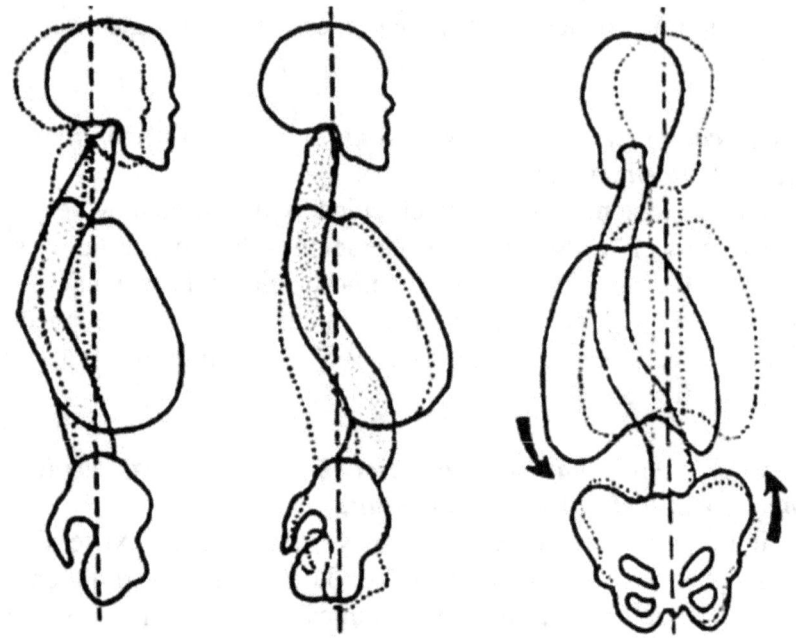

Cifosis, lordosis, escoliosis.
Estas tres patologías se pueden corregir mediante un programa
continuado de estiramientos.

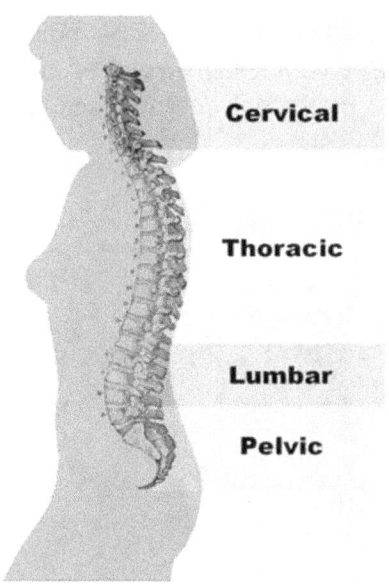

Cervical

Thoracic

Lumbar

Pelvic

RESUMEN

El estiramiento cotidiano es una base imprescindible para el mejoramiento de la estética y la belleza corporal.

Cada persona deberá realizar los ejercicios de estiramiento que se adapten a sus necesidades y trabajos.

La excesiva flexibilidad referida al trabajo excesivo para lograr mayores aberturas es siempre perjudicial, tanto en jóvenes como en adultos.

Entre los ligamentos y la cápsula sinovial de la articulación, logran aportar casi el 50% de la resistencia ósea al movimiento. Son, en suma, la parte más importante del cuerpo para la flexibilidad, elasticidad y capacidad de movimiento.

Pocas personas a partir de los 25 años de edad no están afectadas periódicamente de dolores lumbares, acudiendo ingenuamente al consumo de medicamentos para tratar de aliviar un mal que requiere, básicamente, ejercicios físicos de estiramiento.

Los problemas articulares se tratan trabajando sobre los músculos y tendones, no sobre la propia articulación.

Para desarrollar la simetría corporal y, por tanto, una buena postura al andar, sentarse o estar quieto, es necesario desarrollar por igual todas las partes del cuerpo, esencialmente la cadena muscular anterior y posterior.

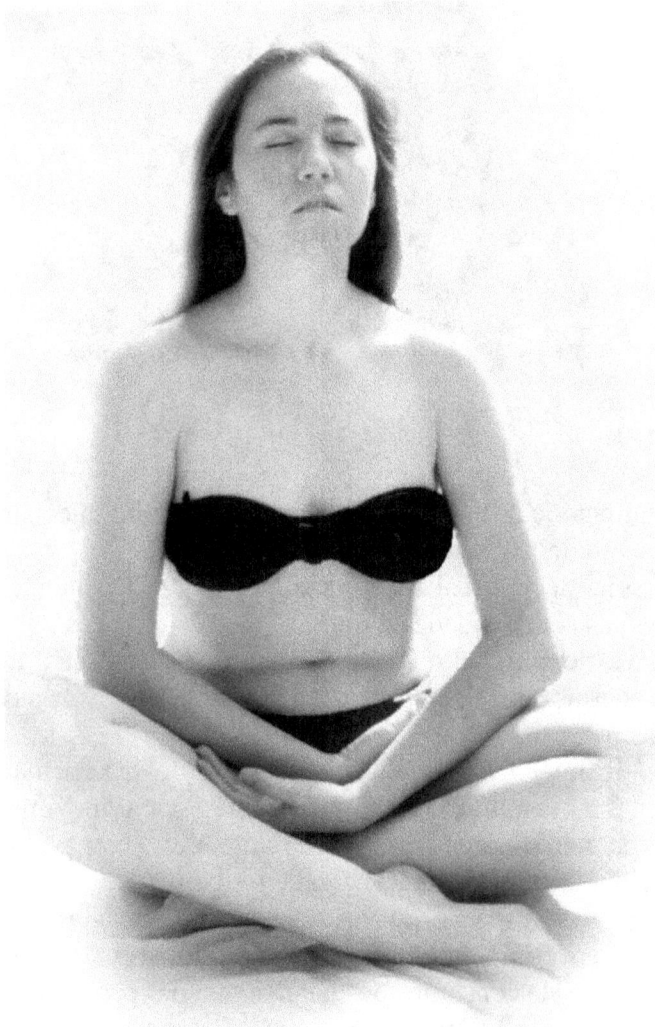

Al finalizar una sesión de estiramiento es conveniente permanecer unos minutos relajado, respirando suavemente, para finalizar con una ducha templada.

Consideraciones médicas

• Durante el control de 627 atletas juveniles que asistieron a consultas curativas en los servicios de rehabilitación en el año 2003, se encontró que la mayoría de sus lesiones coincidían con las comúnmente descritas en el ámbito deportivo (tendinitis, esguinces y desgarros musculares o de unión musculotendinosa). Sin embargo, a pesar de estar ocasionadas por traumas directos agudos o microtraumas repetitivos, se asociaban con una frecuencia alarmante a fallos en las fases de calentamiento y estiramiento, así como a alteraciones biomecánicas subyacentes (desbalance muscular, desviaciones de ejes o discrepancias de miembros) que condicionaron o se tradujeron en acortamientos y actitudes viciosas compensatorias.

• El conocimiento de las normas generales de entrenamiento y acondicionamiento se convierte entonces en la primera responsabilidad del médico, el cual debe orientar el proceso de prevención de lesiones en cualquier sujeto que realice una actividad deportiva. En función de esto hablaremos del "stretching" o estiramiento, como de algo que va más allá de ser una actividad de moda practicada por aficionados en algunos gimnasios, siendo en sí misma una fase fundamental del programa de entrenamiento de cualquier disciplina deportiva, así como del tratamiento fisiátrico de toda lesión músculo esquelética independientemente de su etiología.

• La flexibilidad (elasticidad y extensibilidad que permite al músculo mover una articulación en todo su rango) está determinada por la indemnidad de los mecanismos neuromusculares y de los tejidos articular, cutáneo y subcutáneo. Las técnicas de estiramiento son diversas e inciden directa o indirectamente sobre cada uno de estos elementos, por lo que su indicación debe ser específica según la necesidad o patología.

• Siendo rigurosos y entendiendo por "ejercicio" a la fuerza generada por la acción muscular, nos referiremos a "ejercicios de estiramiento" como a las técnicas que tienen acción directa sobre el incremento de longitud del músculo y por ende de la flexibilidad, condición que junto a la fuerza, la potencia y la resistencia, determinan la efectividad del rendimiento deportivo. También interviene en el sistema de protección y estabilización articular, en el patrón postural y a través de todo lo anterior en la prevención de lesiones o en la disminución de la severidad del daño, en el caso de haberse producido.

Las fases del entrenamiento general de una atleta pueden resumirse en:

1. Estiramiento inicial: suave, limitado a los principales músculos a ejercitar.
2. Calentamiento: actividad para activar sistemas de adaptación aguda al ejercicio (aumento temperatura corporal, gasto cardíaco, etc.) usualmente caminata, trote o bicicleta.
3. Calentamiento preparatorio: ejercicios específicos para la actividad deportiva determinada.
4. Período de reposo: recuperación del estado de homeostasis y preparación psicológica del individuo, "focalización", concentración.
5. Actividad deportiva propiamente dicha (evento, competición, etc.)
6. Enfriamiento: (permite el reequilibrio cardiovascular, disminución de estrés, excreción de metabolitos, reducción de contracturas, etc.) caminar.
7. Estiramiento general: lento e intenso acompañado de ejercicios de relajación

Estos elementos varían de acuerdo al nivel del entrenamiento y competencia del atleta, así como de la intensidad y tipo de actividad deportiva, que se practique. Para un atleta de alta competición en una disciplina aeróbica individual, un posible plan de entrenamiento incluiría las 3 fases de estiramiento mencionadas de 10-30 minutos de duración, con ejercicios de estiramiento sostenido de 30-60 seg.; abarcando prácticamente todos los grupos musculares. Para el deportista recreativo bastaría con una única fase de estiramiento final, de 10-20 minutos de duración, con ejercicios individuales de 10-30 segundos, evitando así el causar fatiga o lesión.

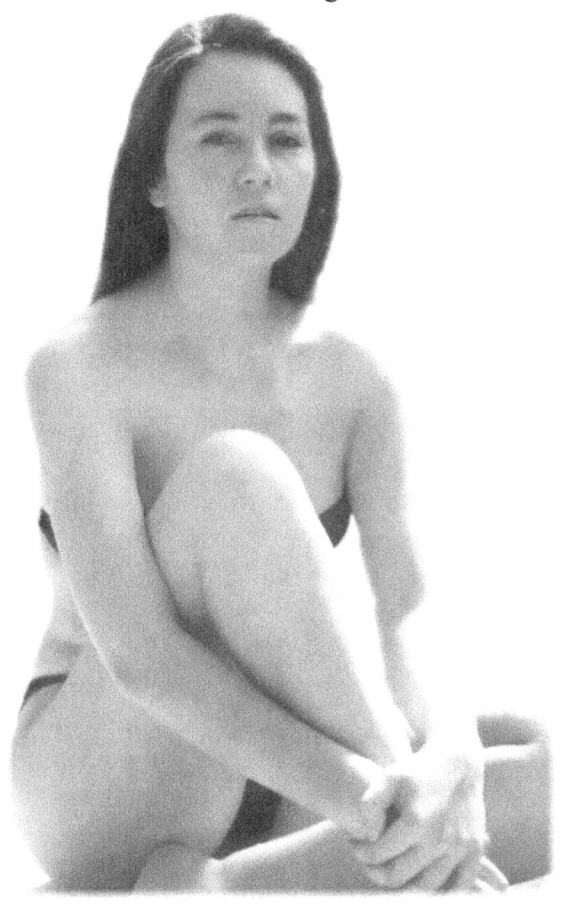

Después de varias semanas de estiramientos nos sentiremos más serenos, equilibrados y livianos, habiendo desaparecidos la mayorías de los dolores articulares y musculares, así como las tensiones habituales en el estrés.

Los ejercicios de estiramiento se clasifican en:

Balísticos:
Utilizan movimientos repetitivos de rebote una vez que el músculo se encuentra en posición de estiramiento. Esta acción brusca produce contracción muscular refleja aumentando la posibilidad de lesión y disminuyendo por este mismo mecanismo la posibilidad de ganar longitud.

Estáticos:
Consisten en colocar al músculo en posición de máxima longitud y mantenerlo en forma suave y sostenida por períodos de 15 a 60 segundos. Logran aumentar progresivamente la flexibilidad, producen relajación y sirven como calentamiento inicial, siendo la técnica más segura e indicada en la práctica cotidiana.

Técnicas de Facilitación Neuromuscular Propioceptiva:
Son descritas como las técnicas más efectivas de estiramiento pasivo, ampliamente utilizadas tanto en el entrenamiento como en el tratamiento rehabilitador; sin embargo, requieren ser aplicadas o supervisadas inicialmente por un terapeuta o entrenador experto para evitar lesiones.

Incluyen:
a. Técnica de Contracción- relajación: inicialmente el paciente contrae el músculo a estirar, luego lo relaja y posteriormente le es estirado hasta el rango de máxima longitud facilitado por la relajación. Este proceso se repite entre 3 a 5 veces.
b. Técnica de inhibición recíproca: se coloca el músculo en máxima longitud, se pide al sujeto que contraiga isométricamente el músculo que funciona como antagonista durante 5 a 10 segundos, lo cual produce relajación recíproca del grupo muscular que se desea estirar y que ahora obtendrá una longitud mayor.

Para la selección de la técnica, el atleta, el entrenador y el médico de equipo, además de conocer estos principios, deberán observar los beneficios particulares que cada una brinda (sensación de relajación, control muscular y readquisición del balance). Las técnicas Pasivas de estiramiento donde el miembro se encuentra relajado y es sometido a una fuerza externa (manual, mecánica, gravedad, etc.) se utilizan principalmente para mejorar rangos articulares y no para aumentar flexibilidad del músculo.

De forma general, se sugiere que todo aquel que practique una actividad deportiva sea orientado a realizar un plan de "stretching" o estiramiento estático al final del entrenamiento, de 15-30 minutos de duración, con ejercicios de 15-30 segundos de duración, en forma sistemática de todos los grupos musculares, pero enfatizando o priorizando de ser necesario los principales grupos biarticulares de caderas y miembros inferiores (isquiotibiales, psoas, banda iliotibial y recto femoral y gemelos) rotadores de cadera, cintura escapular y hombro, paravertebrales lumbares, con lo cual se mejorará considerablemente la condición física y evitarán lesiones.

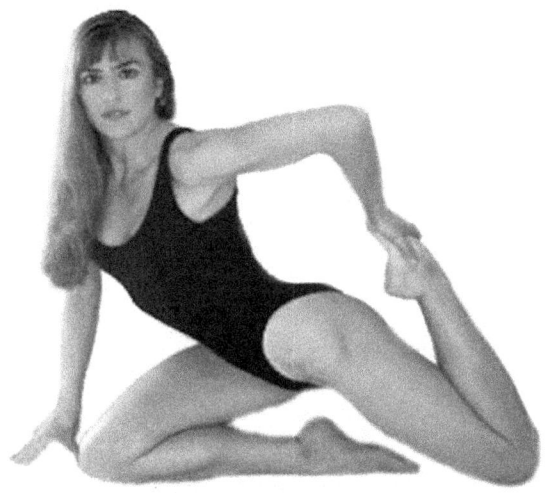

CAPÍTULO 7

GRUPOS MUSCULARES

CADENA MUSCULAR ANTERIOR

Es el grupo muscular más importante del cuerpo humano y del que hacemos uso con más frecuencia, ya que está involucrado en la mayoría de los movimientos de empuje, flexión y andar normal.

Aun sin pasar por un acondicionamiento en algún gimnasio, esta cadena muscular suele conservar por sí misma un buen tono muscular en la mayoría de las personas.

Pectoral mayor

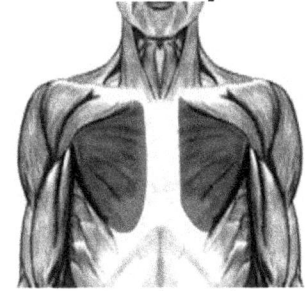

Es un músculo ancho, en forma de abanico, el cual consta de dos cabezas, una de las cuales se origina en la clavícula y la otra en el esternón y el quinto y sexto cartílagos costales. Su inserción (ambas cabezas) se hace en el húmero, por el surco bicipal.

Misión
Principalmente, provoca la aducción del brazo hacia la zona media del cuerpo y lo rota en sentido interno, llevándolo también hasta el hombro contrario. Participa de una manera decisiva en todo ejercicio que obligue a la persona a sostenerse

con los brazos y se contrae fuertemente cuando la persona se eleva.

Secundariamente, ejerce una acción positiva para elevar el tórax en la inspiración profunda e igualmente da forma a las mamas femeninas y contribuye a mantenerlas en buena posición. Al contraerse cambia de posición, ya que tiene más libertad de movimiento por el húmero que en el tórax y su peculiar forma de inserción permite una gran movilidad al húmero.

Cuando tenemos el brazo relajado podemos asir con facilidad una de sus alas, situada en el hueco axilar, y si llevamos los brazos hacia delante con una resistencia que nos obligue a tensarlo, podremos ver las dos cabezas.

Síntomas de debilidad
Dolor o imposibilidad de tocarse el hombro contrario. Pocas aptitudes para remar (incluso torpeza en los movimientos) y dificultad para mantener un peso suspendido por los brazos estirados al frente, como al agarrar un barreño.

Exceso de tono
Cuando por una contractura de tipo reumático o, más frecuentemente, un exceso de trabajo de musculación para darle volumen (actitud muy normal en las mujeres), la escápula (paletilla) tiende a separarse y el deltoides a cerrarse. Esto ocasionará abombamiento de la espalda a ese nivel y ligero hundimiento del tórax en su parte superior.

Músculo sinérgico
Pectoral menor.

Músculos complementarios
Con el deltoides anterior producen la rotación interna del hombro y fijan el brazo cuando los estiramos al frente.

Antagonista
Supraespinoso y deltoides posterior.

Pectoral menor

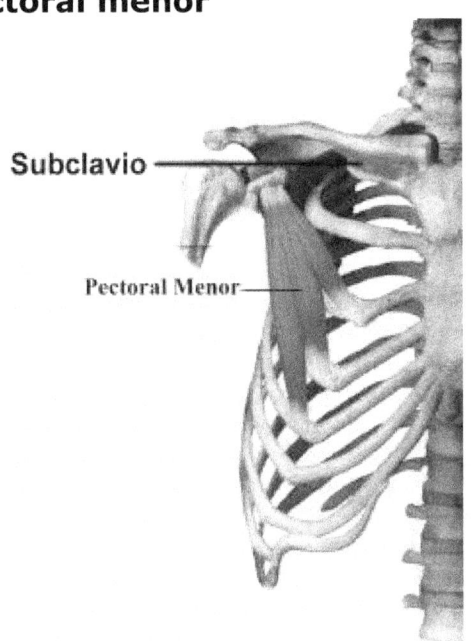

Subclavio ——

Pectoral Menor——

Se origina en la tercera, cuarta y quinta costilla, y se inserta en la apófisis coracoide. No es visible a simple vista, ya que está situado por debajo del pectoral mayor.

Misión
Ayuda a tirar de la escápula hacia adelante, alrededor de la caja torácica, y aumenta el alcance del brazo.
Levanta las costillas, siendo, por tanto, un músculo importante en la función respiratoria.

Músculo sinérgico
Pectoral mayor.

Músculo complementario
Con el serrato anterior en la inspiración.

Exceso de tono
Los hombros se mantienen adelantados, lo que provoca con el paso de los días frecuentes dolores en el brazo por presión del músculo en graves vasos y nervios.

Síntomas de debilidad
Poca potencia para extender el brazo y respiración dificultosa en bronquíticos y asmáticos.

Antagonistas
Trapecio inferior, medio y superior.

El pecho femenino

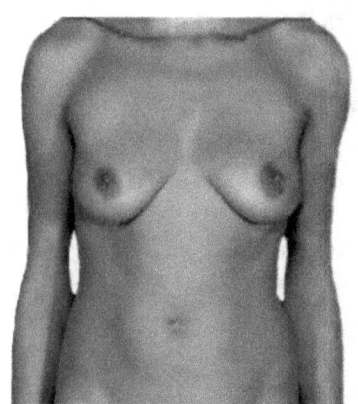

A diferencia con el varón, el pecho femenino tiene unas peculiaridades altamente interesantes, dadas por supuesto por su papel como órgano de lactancia. Las mamas están situadas en la parte anterior del tórax, en posición lateral, cubriendo desde el borde del esternón al pliegue anterior de la axila, desde la tercera a la sexta costilla. Una vez desarrolladas, en la edad adulta llegan a tener una anchura de 10 centímetros y 12 centímetros de altura. Su forma va cambiando con la edad y pasa de ser semiesférica en las jóvenes a esférica en las gestantes.
Una vez que la mujer ha tenido hijos su pecho se vuelve más consistente y firme, y la aureola también cambia de tamaño y color.

La estructura interna del pecho está resguardada por un manto de grasa que la protege, le da forma y es la parte más importante a la hora de juzgar un pecho hermoso. Cuando la parte de grasa se altera en exceso o en carencia, el pecho pierde estética. Así mismo, mientras dura en la mujer la etapa de reproducción sus glándulas productoras de leche dan consistencia a las mamas, aunque no se esté en el período de lactancia.

Una vez llegada la menopausia, la flacidez se hace notoria a causa principalmente de esta atrofia secretora.

Mejorar el pecho mediante ejercicios

Dado que las mamas femeninas están situadas encima de los músculos pectorales, es obvio que actuando sobre ellos también actuaremos sobre los pechos, pero solamente en una pequeña proporción, ya que lo delimita claramente la belleza de éstos en su constitución grasa, así como el tórax, el pectoral menor y las glándulas de leche nombradas antes.

Trabajando sobre los músculos pectorales conseguiremos dar firmeza y levantar el pecho en las zonas más próximas del brazo, pero no podremos modificar apenas ni su zona más alta (con el fin de dar algo de volumen para redondearlos) ni la zona más próxima al esternón. Necesitaremos, por tanto, otros elementos complementarios para que el resultado sea óptimo.

Respecto al trabajo del pectoral mayor, bastará con realizar cualquier ejercicio que lleve los brazos hacia dentro, bien sean estirados (así es más perfecto) como recogidos.

Es importante variar la altura de los brazos, pudiéndose comenzar juntando las palmas en la zona del ombligo, subir a la altura de los hombros, para terminar por encima de la cabeza; siempre con los brazos lo más estirados posible. Mantener la presión unos segundos, varias veces al día, es tarea fácil y se puede realizar en cualquier lugar.

Estos ejercicios isométricos definen grandemente los músculos y levantan algo el pecho.

La importante misión del tórax

Es aquí donde el pectoral menor cumple la misión tan importante en la belleza del pecho, junto al diafragma. Y para mejorar ambos nada más sencillo que los ejercicios aeróbicos, bien sea footing, aeróbic, tenis, etc.

Lo importante es conseguir que el tórax gane volumen, se hinche, con el fin de que el pecho se levante y coja forma. De nada vale tener unas mamas bien formadas, si quedan hundidas y hasta caídas a causa de un tórax no desarrollado. Una mujer que tenga el tórax bien formado dará siempre la impresión de poseer un buen busto, aunque apenas tenga desarrolladas las mamas. Por tanto, el primer tratamiento para ganar belleza es realizar ejercicios aeróbicos todos los días, aunque solamente sean quince minutos.

Aquellas mujeres que en su juventud padecieron raquitismo, bronquitis o anemia, suelen tener el tórax algo hundido en su parte posterior y quizá abultado en la inferior, por lo que la mejora tardará más en notarse y tendrán que tener más paciencia.

La espalda, también decisiva

Dado que está situada en el polo opuesto de los pechos, casi nadie se da cuenta de la importante misión que tiene en la belleza del pecho. Pero una espalda sin fuerza es una espalda curvada y este defecto motiva el que los hombros se vayan hacia delante, cerrándose el tórax y hundiéndose. Prueben delante de un espejo a curvar la espalda y verán cómo se hunde el pecho exageradamente.

El remedio es, pues, sencillo: hay que trabajar igualmente los músculos de la espalda con el fin de que el tórax no se hunda y redondeemos plenamente la zona pectoral. La natación y el trabajo con aparatos o gimnasia correctiva son buenas maneras de tener una espalda bien recta y erguida.

La dieta

Ya hemos dicho que suprimir grasas totalmente hará adelgazar también los pechos y el efecto final puede no ser de vuestro agrado. Tomar proteínas, como parece indicar muchos anunciantes, no hará tener un busto hermoso, ya que, repito, es la materia grasa lo que le da forma. Los músculos intervienen en menor proporción.

Cuando el problema sea de volumen o tersura resulta de mucha utilidad el comer avena, lúpulo, germen de trigo, polen, jalea real o carne de gallina para darle volumen, lo que se consigue en un plazo aproximado de dos meses.

El exceso de trabajo puede disminuir el volumen mamario

He aquí un problema bastante común en las mujeres obsesionadas por mejorar su estética y en la que caen con demasiada facilidad, a causa de un mal instructor que piensa que cuanto más trabajo, más peso y más días, mejor pecho tendrá. Pero las cosas no son por supuesto así.

Trabajando cotidianamente con pesas se desarrollan los músculos pectorales, cierto, pero también desaparece parte de la materia grasa que rodea y da forma al pecho, pudiéndose dar el caso (muy frecuente) de llegar a poseer un pecho bien firme, duro pero, sin embargo, sin volumen, casi liso. Hay que procurar, por tanto, que la grasa no desaparezca y solamente actuemos en la zona muscular.

Un trabajo suave, en el cual no lleguemos a utilizar las grasas pectorales para realizar el ejercicio, será suficiente. Lo que es válido para otras zonas musculares (nalgas, caderas), en el sentido de que necesitamos ejercicio duro que movilice las grasas para quemarlas, no es válido siempre para el pecho femenino, ya que la cantidad correcta de grasa es necesaria para la belleza. Ojo, por tanto, a los regímenes de adelgazamiento drástico.

Ayudas diversas

Otras terapias igualmente importantes son las fricciones con aceite de cacahuete, las pomadas con placenta como base, las duchas frías locales y trabajar obligando a tener la espalda bien recta.

ABDOMINALES
(Zona superior e inferior)

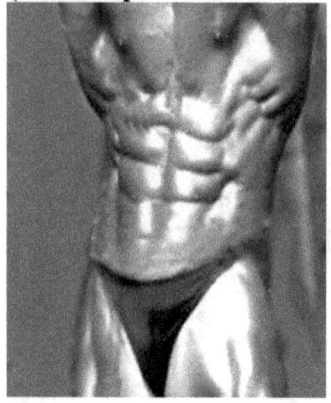

Grupo abdominal y oblicuos

Son un grupo muscular de vital importancia, ya que se encuentran involucrados en la mayoría de los movimientos musculares del cuerpo humano, además de ser parte vital en el mantenimiento de la estabilidad del cuerpo. Se originan en la caja torácica a la altura de la apófisis xifoide y en los cartílagos de la quinta, sexta y séptima costillas. Por la parte inferior se insertan en el pubis mediante una larga aponeurosis comúnmente llamada abdominal inferior. Entre ambas zonas musculares (izquierda y derecha), hay una vaina blanca que cumple la misión de impedir antagonismos entre ambas, más tres zonas que los separan por segmentos.

Según los orientales, el centro vital de nuestro organismo está situado justo debajo del ombligo y el trabajo continuado de estos músculos nos proporcionará fortaleza y longevidad.

Misión

A causa precisamente de esta segmentación, la acción del gran recto abdominal -aunque similar- está bien diferenciada. La parte superior flexiona la columna vertebral hacia la pelvis, mientras que el segmento más próximo al pubis levanta las piernas.

En la flexión del tronco desde la posición de sentados (posición que adoptamos cuando realizamos abdominales), los primeros 45° de alzada recaen exclusivamente en los segmentos superiores y el resto, hasta la flexión completa, es misión de los flexores de la cadera.

Cuando nos apoyamos boca abajo sobre el abdomen, nos levantan la pelvis.

Exceso de tono

Cifosis (chepa), lumbalgias (el típico dolor posterior conocido como lumbago) y retraso en el crecimiento de los niños, los cuales no deberán realizar abdominales diariamente bajo ningún concepto y, de ser así, tendrán que estirarlos largamente al terminar la sesión de musculación. El estiramiento es igualmente necesario para cualquier persona.

Debilidad

La desviación del ombligo es una buena manera para establecer un diagnóstico de debilidad, mucho más precisa que la dureza del mismo músculo.

La dificultad de levantar la cabeza y mantener el tórax derecho son otros síntomas que van unidos a esa debilidad, lo mismo que padecer lordosis y frecuentes hernias de hiato. Llevar fajas a temprana edad también debilita fuertemente la pared abdominal.

Músculos sinérgicos

Oblicuos en la flexión del tronco y torsión simultánea, y con el piramidal.

Músculos complementarios

Flexores de la cadera.

Notas adicionales

Cuando flexionamos el tronco para realizar "abdominales", la cabeza y el tronco van hacia delante y la parte superior de la espalda se curva fuertemente. Esta flexión continuada puede provocar una redondez en la espalda nada deseable estéticamente e incluso dar lugar a desgarros en los ligamentos de las vértebras cervicales; de igual modo que la excesiva brusquedad en la incorporación (más atenuada cuando tenemos los pies bien sujetos), nos provocará el mismo problema en la zona sacra. La suavidad en este tipo de ejercicios será norma obligada.

Poner las manos en la nuca no es una manera correcta de realizar estos movimientos, sobre todo los principiantes, ya que tienden a tirar fuertemente con sus manos detrás de la nuca para ganar impulso.

Las manos colocadas libremente encima del tronco y el cuidado en no llevar la cabeza hacia delante, serán dos maneras correctas de hacer este ejercicio.

Con el fin de independizar totalmente la acción de los abdominales con la de los flexores de la cadera, habrá que realizar flexiones del tronco desde la posición tumbado hasta apenas 45° cuando queramos hacer trabajar al abdomen, y a partir de esos 45° (sin llegar nunca a descender hasta el suelo), cuando queramos involucrar a los flexores de la cadera.

Oblicuos mayor, menor y transverso

Ocupan un lugar intermedio entre los músculos de la cadena anterior y los laterales, cumpliendo, por tanto, funciones mixtas. Se originan en las costillas y se insertan en la línea blanca del abdomen, llegando incluso hasta el pubis.

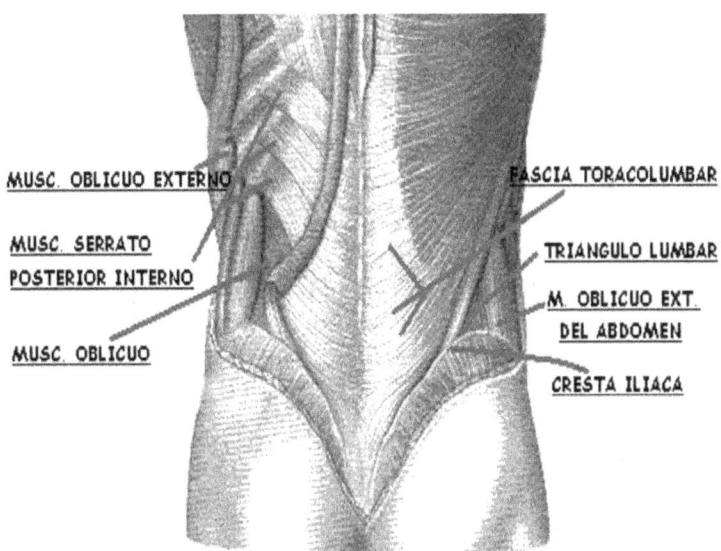

MUSC. OBLICUO EXTERNO

MUSC. SERRATO
POSTERIOR INTERNO

MUSC. OBLICUO

FASCIA TORACOLUMBAR

TRIANGULO LUMBAR

M. OBLICUO EXT.
DEL ABDOMEN

CRESTA ILIACA

Misión

Es muy variada, ya que se trata de un grupo muscular complejo y grande. Principalmente, producen la rotación de la columna vertebral y consiguen dirigir el tórax hacia delante o la pelvis hacia atrás. También elevan la pelvis y la llevan hacia atrás.
Flexionan lateralmente la columna vertebral y comprimen las vísceras abdominales. En la respiración ejercen una importante función, ya que bajan las costillas al comprimir el tórax.

Exceso de tono

Se produce desviación lateral de la columna, cifosis al andar y hundimiento del tórax en la parte anterior.

OTROS MÚSCULOS

FLEXORES DE LA CADERA

Constituyen un grupo muscular decisivo para la buena sujeción de la cadera, además de ser complementarios de los fuertes músculos abdominales.
Muy poco estudiados y casi siempre mal trabajados, los músculos de la cadera son sometidos con demasiada frecuencia

a tensiones y esfuerzos para los que no están calculados, más que nada porque antes no se les ha puesto en acondicionamiento previo.

Psoas mayor

Se origina en la apófisis transversal de todas las vértebras lumbares, así como en los discos intervertebrales. Cualquier alteración de ellos dará lugar a desplazamientos y pinzamientos de las vértebras. Su inserción se realiza en el fémur.

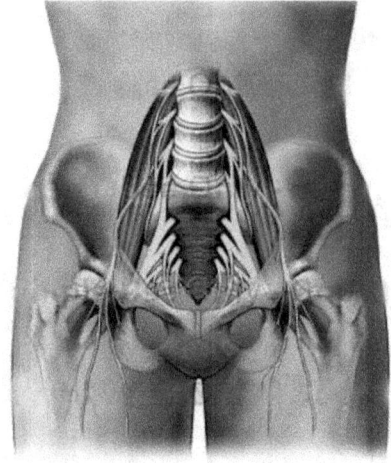

Misión
Flexiona la articulación de la cadera cuando flexionamos el fémur sobre el tronco; ayuda a la abducción de la articulación de la cadera, así como a su rotación externa.
Al actuar solamente de forma bilateral puede aumentar la lordosis lumbar, lo que deberá tenerse en cuenta en estas deformaciones. También ayuda a la flexión del tronco sobre su mismo lado.

Exceso de tono
Producido por trabajo excesivo o contractura a causa de posiciones inadecuadas en la vida cotidiana, provoca una tendencia de la pelvis a inclinarse hacia delante y la persona afectada suele caerse con frecuencia frontalmente al correr. También provoca lordosis con frecuencia.

Debilidad
Dificultad de elevar la rodilla flexionada hacia la cadera. Dificultad de levantarse de un sillón muy mullido o asientos muy bajos (por ejemplo, del automóvil). Cansancio extremo al subir escaleras.

Músculos sinérgicos
Psoas menor y recto abdominal.

Músculo complementario
Cuadriceps.

Antagonistas
Bíceps femoral y glúteo mayor.

TENSOR DE LA FASCIA LATA
Abductores de las piernas

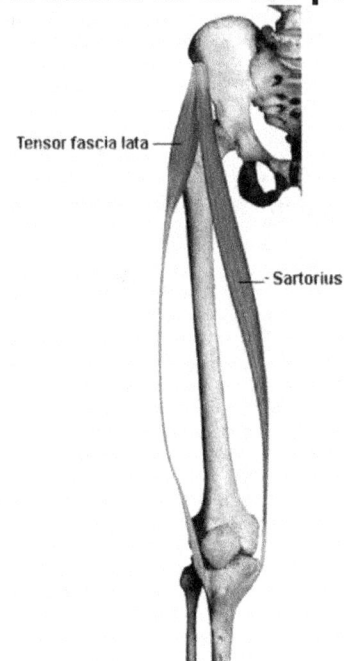

117

Origen

Es un músculo muy pequeño (15 cm) que se origina en la espina iliaca y se inserta en la banda iliotibial.

Esta banda encierra los músculos del muslo, presentando un largo canal en su borde posterior a lo largo de todo el fémur que es bien visible, llegándose a insertar en la rótula y cabeza del peroné.

Misión

Ayuda a la extensión de la rodilla estabilizándola y separar las piernas del cuerpo.

Estabiliza la cadera con el fémur, interviniendo en todos los movimientos de la cadera.

Exceso de tono

Un exceso de musculación dificulta el juntar las piernas y termina dislocando las rodillas, cosa habitual en bailarines y futbolistas.

La pelvis se inclina hacia un lado, lo que provoca lordosis, y el fémur tiende a rotar.

Debilidad

La debilidad extrema produce una cadera frágil con tendencia a dislocarse, produciéndose con frecuencia roturas en la articulación coxo-femoral.

Los estiramientos forzados y frecuentes son la causa principal de esta debilidad.

Sinergia

Con los glúteos realiza la ablución (separación) de la pierna.

Antagonistas

Aductores.

ADUCTORES
Pectíneo, aductores mayor, menor y largo, recto interno

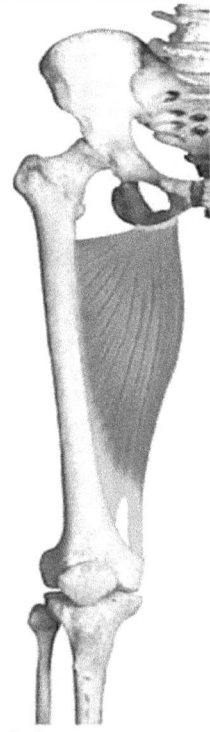

Origen
Nacen en el pubis y se insertan en el fémur.

Misión
Llevan el fémur hacia el cuerpo y hacia el tronco cuando la rodilla está flexionada. Cruzan un muslo sobre otro y dan redondez interna al muslo. Impulsan el fémur hacia adelante cuando avanzamos y los flexionan hacia la pelvis.

Exceso de tono
La cadera se deforma y llegan a tirar incluso del pie correspondiente, obligando a mantener la rodilla opuesta flexionada.
Es una alteración frecuente en camareros, soldados y personas que permanecen de pie.

Antagonistas
Glúteo mediano y menor.

MÚSCULOS DE LA CADENA POSTERIOR

Trapecio
Constituye una lámina triangular que cubre la parte superior del hombro, la parte posterior del cuello y la interna del tórax.
Se origina en la parte posterior del cráneo, del ligamento occipital posterior y se inserta en las doce vértebras dorsales.

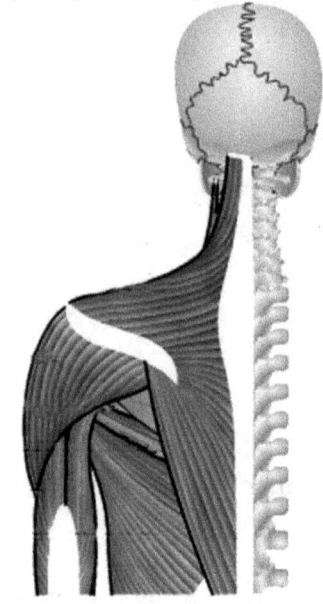

Misión
Lleva la cabeza hacia atrás, poniéndola erguida, y la rota a ambos lados. Mueve la espalda hacia arriba, adentro y hacia atrás.
Suspende la cintura torácica y la sostiene cuando la mano aguanta un peso.
Cuando la escápula rota hacia delante, las haces superiores elevan la punta del hombro y las inferiores tiran hacia abajo de la espina.

El trapecio medio se pone en acción cuando estiramos el brazo horizontalmente, la palma de la mano al frente, y lo llevamos atrás.

El trapecio interior se pone en acción cuando ese mismo brazo lo ponemos en forma de L y lo llevamos atrás, horizontalmente.

Exceso de tono
No es frecuente, ya que la cadena posterior nunca se suele trabajar en demasía. Las contracturas suelen provocar dolores musculares en el cuello (tortícolis)

Debilidad
La cabeza suele caer hacia el lado más fuerte. Dificultad para girar completamente la cabeza.

Músculos sinérgicos
Romboide mayor y menor, los cuales se unen cuando el brazo estirado mira con la palma de la mano atrás. La máxima tensión del trapecio se logra poniendo los brazos en cruz y el pulgar mirando hacia arriba.

Complementarios
Esternocleidomastoideo, en la función de mover la cabeza.

Antagonista
El pectoral menor. Las haces superior e inferior del trapecio mismo realizan funciones contrarias, pudiéndose considerarlas antagonistas.

OTROS MÚSCULOS DE LA ESPALDA

Constituyen éstos una cadena muscular amplia v variada, cuya misión principal es asegurar un soporte adecuado a la columna vertebral. Cualquier alteración de uno de ellos puede provocar pinzamientos vertebrales, desviaciones de columna e incluso alteraciones en la conducción nerviosa. Ante cualquier dolor en la espalda, pues, lo primero que habrá que mirar es esta red muscular.

Estos son los músculos principales:

Sacroespinales
Son músculos largos conjuntos de la espalda y la columna vertebral. Se originan en el sacro y después de la duodécima costilla se desdoblan en tres partes.

Misión
Unen entre sí el cuello, el sacro y la pelvis, dándoles gran solidez. Otra porción une el cráneo, las vértebras, las costillas, el sacro y la pelvis.

Espinoso
Se inserta en las vértebras lumbares superiores y las cervicales inferiores.

Misión
Lleva la columna hacia atrás y ayudan al tronco a doblarse.

Cuadrado lumbar
Se inserta en las vértebras lumbares y la duodécima costilla.

Misión
Extender las vértebras

Esplenio
Se origina en el ligamento cervical posterior y las seis vértebras dorsales superiores, dirigiéndose en espiral hacia arriba.
Tira de la cabeza a un lado y la gira.

Serratos
El principal de ellos es el mayor, el cual es una lámina plana situada en la superficie interna de la escápula y la caja torácica.

Tiene su origen en la novena costilla superior y se inserta en la parte interna del borde vertebral de la escápula.

Al ser un músculo que bordea las costillas es fácilmente detectable, incluso en personas poco musculadas.

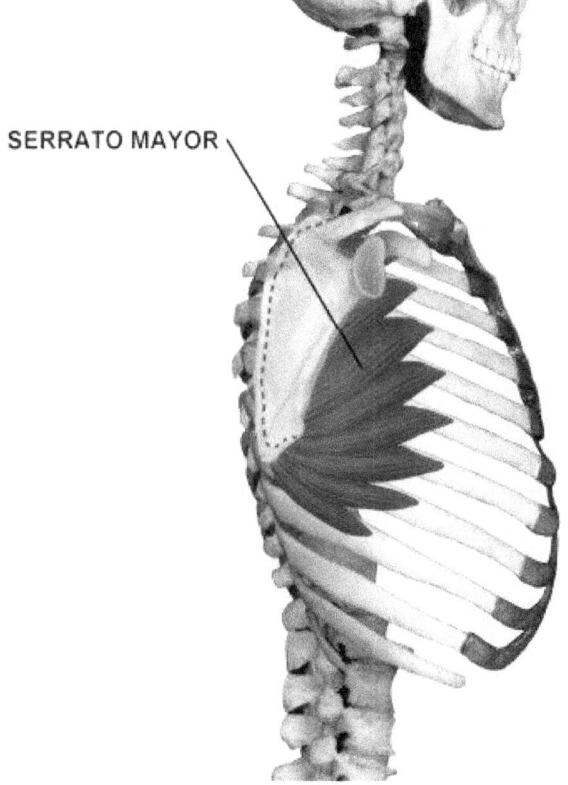

SERRATO MAYOR

Misión

Es el músculo principal que interviene en las acciones de empujar y golpear con el puño, siendo importante también para elevar el brazo por encima de la cabeza.

Rota la escápula y desplaza el tórax hacia atrás.

El serrato superior hace descender las últimas costillas, mientas que el inferior levanta las primeras.

Aunque tiene una importancia vital en la extensión del brazo al frente, su acción no sirve para mantener el brazo suspendido en el aire, acción encomendada al deltoides. Por tanto, aunque el serrato sea fuerte el brazo caerá prontamente si el deltoides no lo es.

Síntomas de debilidad
Además de la dificultad en los movimientos de empuje frontales, el serrato débil provoca la salida en forma de ala de la escápula correspondiente a su lado, tendiendo ambas a acercarse entre sí. La debilidad extrema provoca la imposibilidad de elevar repetidas veces los brazos hacia arriba.

Exceso de tono
El exceso de musculación tiende a dislocar el hombro.

Músculos sinérgicos
En los movimientos de empuje hacia abajo trabaja en sinergia con el pectoral menor y el dorsal. Al empujar hacia arriba, con el deltoides y e] trapecio. Al empujar hacia el frente, con el pectoral mayor, angular y romboides.

Músculos complementarios
Con el tríceps en la misión de extender el brazo. Con el romboides en la inspiración forzada hacia arriba.

Angular de la espalda
Se inserta en la escápula y en las cuatro vértebras cervicales superiores.

Misión
Ayuda a mantener firma la escápula y a controlarla cuando se mueve el brazo. En sinergia con el trapecio la eleva y rota.

Romboides

Romboides menor

Se originan en el ligamento cervical posterior y la séptima vértebra cervical y primera dorsal.

Romboides mayor
Se originan en la segunda, tercera, cuarta y quinta vértebras dorsales y se insertan en la escápula.

Misión
Tiran de la escápula hacia atrás, arriba y la sostienen.

Dorsal ancho
Es un músculo superficial triangular situado debajo del trapecio, el cual lo recubre parcialmente. Forma la parte principal de la masa muscular posterior de la axila.
Se origina en las vértebras torácicas y lumbares, por medio de una ancha aponeurosis, insertándose por la otra parte en el húmero.

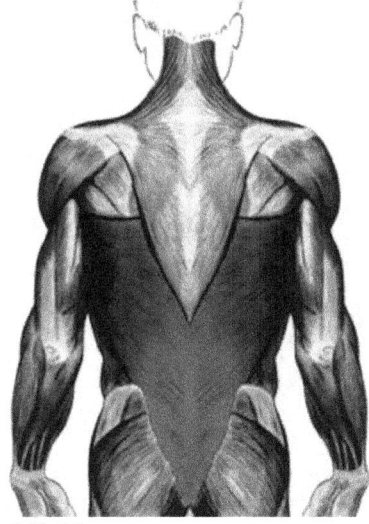

Misión
Lleva el brazo hacia dentro y hacia atrás, aproximándolo al tronco. Rota el húmero hacia delante.
Cuando está colgado por las manos es el músculo principal en la elevación del tronco.

Realiza la aducción, extensión y rotación interna del hombro.
Hace descender el cinturón escapular y ayuda a la flexión lateral del tronco, inclinándolo hacia delante y afuera.
Ayuda a la hiperextensión de la columna vertebral y a la inclinación anterior de la pelvis.
Es una zona muscular importante para bajar o subir escaleras, llevar maletas, levantar el cuerpo en barras paralelas, y decisivo en natación, remo y tala de árboles. Así mismo, es accesorio en la respiración.

Exceso de tono
Dificultad en llevar los brazos hacia arriba, en vertical.

Debilidad
Dificultad en la flexión lateral del tronco.

Músculos sinérgicos
Redondo mayor, trapecio y oblicuos.

Complementarios
Pectoral mayor.

Antagonistas
Deltoides.

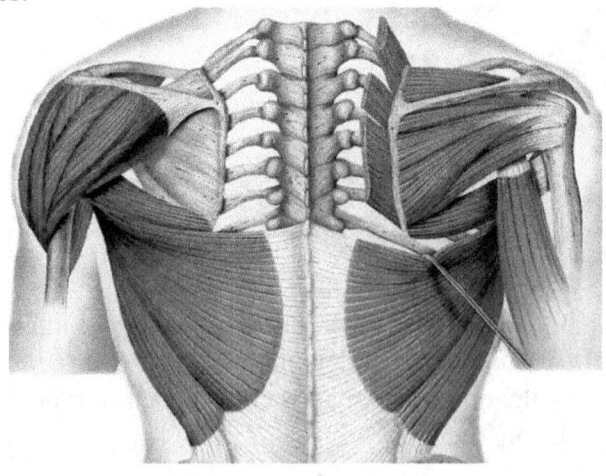

MÚSCULOS DEL BRAZO

Deltoides

Es el músculo que da forma al hombro. Se origina en la clavícula, omóplato y el cuello del húmero. Las fibras anteriores se insertan en la superficie superior del tercio externo de la clavícula, las medias en el borde externo y la superficie superior del acromión. Las posteriores en el labio inferior del borde posterior de la escápula.

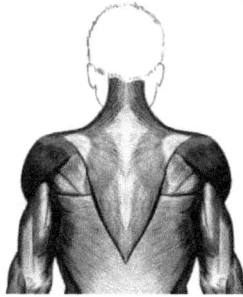

Misión
Aleja el brazo del tronco, lateralmente, pero no más de 90°.
Las fibras anteriores tiran del húmero hacia delante, flexionando el brazo y las medias elevan el brazo y separan el hombro. Las posteriores extienden el hombro y en pronación producen la rotación externa.
Las fibras anteriores, cuando están en posición supina, rotan internamente la articulación del hombro.
Para aislarlo del resto de los músculos hay que elevar el hombro y replegar el brazo. Si estiramos el brazo al frente el esfuerzo aumenta por el efecto de palanca y poniendo resistencia en el antebrazo el esfuerzo será máximo. Cuando el brazo está flexionado la resistencia deberemos aplicarla en el codo.

Músculos complementarios
Con el trapecio en la misión de llevar el brazo atrás. Con el pectoral al cerrar el brazo. Con los serratos mayores cuando llevamos el brazo por encima de la cabeza y frontalmente

cuando estiramos la mano al frente, por ejemplo, cuando pegamos un puñetazo.

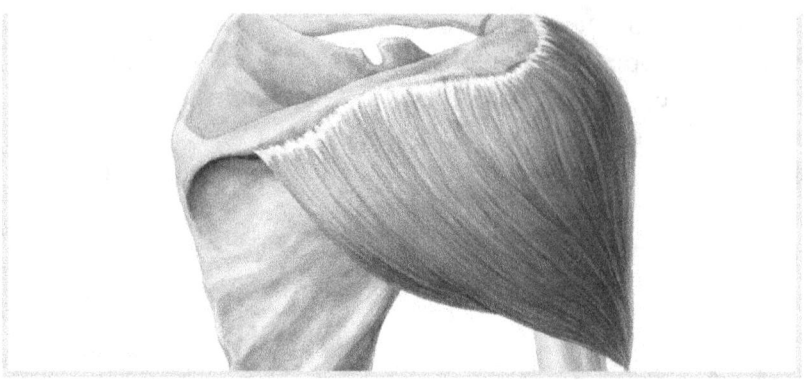

Músculos sinérgicos
Son muchos y muy variados los músculos que trabajan unidos al deltoides. El supraespinoso actúa en la abducción del hombro, sobre todo al comenzar el movimiento. Si inclinamos la cabeza al lado contrario, el esfuerzo queda dividido. El deltoides queda aislado cuando inclinamos la cabeza al lado que queremos mejorar.
El infraespinoso le ayuda en la rotación externa del hombro, juntamente con el redondo menor. El coracobraquial, un músculo pequeño situado en la axila, le ayuda a tirar del húmero hacia delante.

Músculo antagonista
El gran dorsal.

Tríceps
Es un músculo extensor de tres cabezas, insertándose la interna en la diáfisis del húmero -no siendo visible por fuera-, la externa por la parte superior y la larga en la escápula. Las tres se unen después de un solo tendón que comienza hacia la mitad del brazo, insertándose en el olécranon.
Es el único músculo del dorso del brazo.

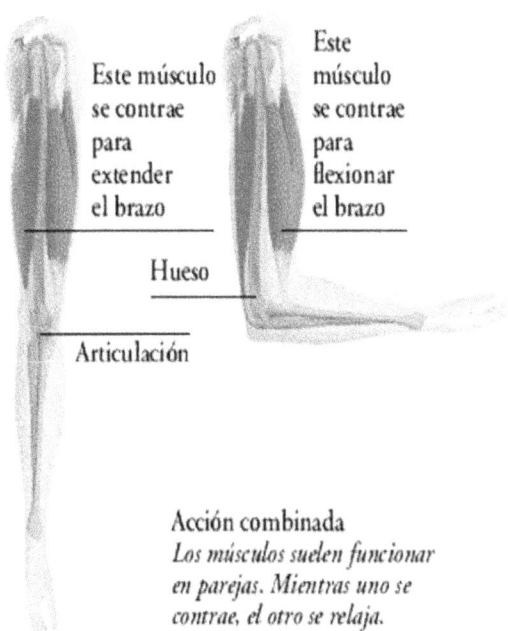

Este músculo
se contrae
para
extender
el brazo

Este
músculo
se contrae
para
flexionar
el brazo

Hueso

Articulación

Acción combinada
Los músculos suelen funcionar
en parejas. Mientras uno se
contrae, el otro se relaja.

Misión

Extiende el brazo hacia delante al tirar del húmero hacia atrás y lo acerca al tórax. La porción larga produce la aducción (hacia dentro) de la articulación del hombro y ayuda a su extensión.

La función del tríceps se ve favorecida cuando pegamos los codos al costado del cuerpo y dificultada a medida en que los separamos del cuerpo.

La máxima potencia en la extensión se logra con la mano en vertical (pulgar hacia arriba) y la mínima al revés (meñique hacia arriba); esta última posición tiende a dislocar el codo a causa del acortamiento del músculo.

La potencia también disminuye en la medida en que subimos el codo, ya que la contracción es más difícil al estar el músculo parcialmente estirado. Sin embargo, en la medida en que subimos el codo por encima de la cabeza lo aislamos del resto y será la manera más idónea de trabajarlo.

Al ser éste un músculo vital en la mayoría de los deportes de lucha y en los lanzamientos de objetos, habrá que estudiarlo muy a fondo para sacarle el mayor rendimiento.

Sinergia
Con el pectoral menor, al extender el brazo hacia adelante. Con el ancóneo, el cual extiende la articulación del codo, estabiliza el codo durante la pronación y supinación del antebrazo.

Músculos complementarios
En la misión de estirar o pegar puñetazos con el deltoides y los dorsales, los cuales fijan la acción del tríceps.

Antagonistas
Bíceps, supinador largo y braquial anterior.

Bíceps
Posee dos orígenes, uno de los cuales, la cabeza larga, se origina en la escápula, por encima de la cavidad glenoidea, se extiende por la articulación del hombro y termina en el surco bicipital de húmero.
La cabeza corta se origina en la apófisis coracoides.
Ambas cabezas se unen en la mitad del brazo y forman el vientre del bíceps. La inserción se realiza en la tuberosidad del radio mediante un robusto tendón.

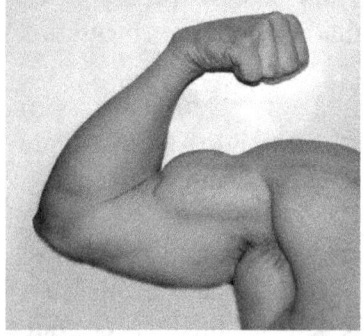

Misión
Flexiona la articulación del codo y supina (hacia arriba) el antebrazo y la mano. En la medida en que pronamos (volteamos) la palma de la mano disminuye su potencia al entrar en torsión;

lo mismo que también disminuye al llevar el codo a la zona del esternón.

Para aislarlo y lograr su máxima potencia, hay que bajar el codo lo más posible y flexionar el antebrazo con la palma hacia arriba.

Exceso de tono
Imposibilidad de estirar el brazo totalmente.

Músculos sinérgicos
El braquial anterior en la misión de llevar el antebrazo al húmero, sobre todo cuando el codo está levantado, como ocurre cuando nos peinamos.

Músculos complementarios
El supinador corto para rotar el ratio. El supinador largo cuando el brazo está en pronación y algo flexionado.

Si lo musculamos con el codo pegado al cuerpo, ponemos en acción también el dorsal, lo que quizá no sea conveniente.

Músculo antagonista
El tríceps.

Flexores de los dedos

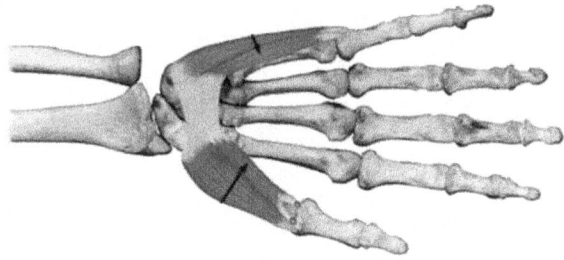

Aductor del pulgar
Lleva el pulgar hacia dentro y contribuye a articular las falanges. Su debilidad impide armar el dedo cuando cerrarnos el puño. Esta anomalía se da con demasiada frecuencia, ya que es un músculo que apenas se trabaja, aunque es de una importancia

vital en la mayoría de los deportes. La capacidad para cerrar los dedos o el puño es tan importante como el resto de la musculatura.

Deportes en los cuales una buena garra o mano de presa es decisiva son: artes marciales, baloncesto, fútbol (portero), jockey, culturismo, halterofilia, pértiga, alpinismo, etcétera.

MÚSCULOS DE LAS EXTREMIDADES INFERIORES

Glúteos

Se compone de tres músculos:

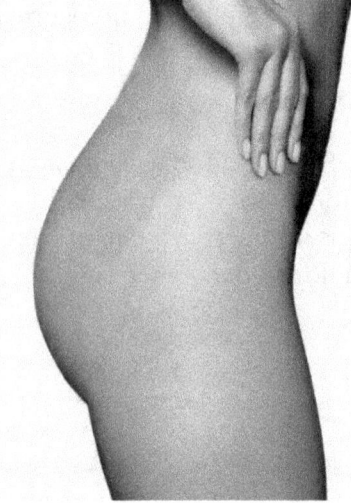

Mayor

Es el que da la forma redonda a las nalgas. Se origina en la parte inferior del sacro y en los erectos espinales, insertándose en la fascia lata en el fémur.

Mediano

Se origina en la aponeurosis glútea y el trocánter mayor.

Menor

Se origina entre las líneas glúteas exterior e inferior y se inserta en la cápsula de la articulación de la cadera.

Misión
El glúteo mayor provoca la aducción de la cadera (fibras inferiores) y la abducción con las superiores.
Es un poderoso extensor de la rodilla cuando se lleva la pierna hacia atrás, rota la pelvis hacia fuera y es decisivo en la carrera y la escalada.
El glúteo mediano separa la articulación de la cadera, la rota internamente y la flexiona.
El glúteo menor separa la cadera y la rota internamente.

Exceso de tono
Un exceso de musculación inclina la pelvis y la baja del lado del acortamiento, desviándola lateralmente. Se produce lordosis en la parte afectada. El fémur rota internamente y el ligamento colateral del peroné suele dañarse con facilidad.

Síntomas de debilidad
Dificultad para subir escaleras corriendo. Tendencia a no poder permanecer perfectamente en pie, vertical, ya que una de las piernas tiene tendencia a levantarse, lo que da lugar a cojeras. En estas circunstancias el peso del cuerpo se descarga sobre una de las piernas.
La incorporación desde una silla baja es difícil y se tiene que realizar con ayuda de las manos.
Puede dar lugar a lordosis dorsal.

Músculos sinérgicos
Los tres glúteos entre sí, con el tensor de la fascia lata y con los músculos extensores de la espalda.

Complementarios
Músculos del tronco y bíceps femoral.

Antagonistas
Abdominales, aductores y flexores de la cadera.

Cuádriceps

Se compone del recto anterior, vastos externo e interno y crural.
Los cuatro músculos se insertan en un tendón común en la tibia,
en uno de cuyos extremos se desarrolla la rótula interiormente.

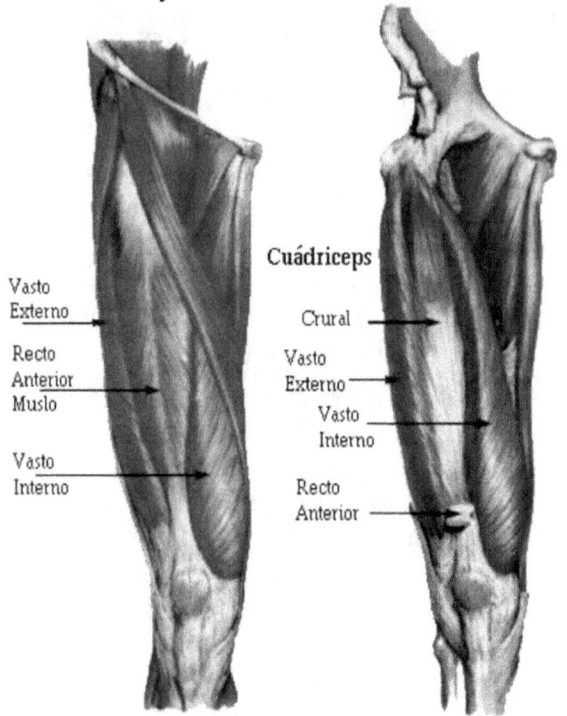

Misión

Extiende la pierna sobre el muslo y flexiona el muslo sobre el
tronco. Es el músculo principal para dar patadas.

El recto anterior origina al contraerse una prominencia en la
parte anterior del muslo y se puede observar su tendón encima
de la rótula. Ayuda a extender la rodilla y a la flexión de la
cadera.

Los vastos externo e interno extienden la rodilla al andar o al
pegar patadas, mediante la tracción de la tibia. Estabilizan la
rodilla.

El crural se sitúa más profundamente que el recto anterior y no
es visible. Obra en sinergia con los vastos

Síntomas de debilidad
Una prueba es sentarnos y tratar de extender la pierna. Si el muslo rota el interior o hay que inclinar el tronco hacia atrás, será mala señal e indicará inestabilidad en la rodilla. La marcha torpe o temblorosa, así como la aparición de lordosis, son síntomas frecuentes en la debilidad del cuadriceps.

Exceso de tono
Hay ligera tendencia a caer hacia delante y la pierna suele quedar en exceso extendida. La cadera bascula hacia atrás y se da una escoliosis que coincide con la pierna afectada. También es frecuente el desarrollo de un nuevo hueso llamado sesanaideo.

Músculos sinérgicos

Junto al psoas ilíaco, flexionan la cadera al flexionar el muslo sobre el tronco. Ayudar a bajar y subir escaleras, a impulsar el tronco cuando nos levantamos de una silla y andar sobre un plano inclinado.

Músculo complementario
El tensor de la fascia lata.

Músculo antagonista
El tríceps femoral.

Tríceps femoral
Aunque se le suele nombrar por separado (bíceps femoral, semitendinoso. semimembranoso), dado que su acción es sinérgica y complementaria, se prefiere agruparlos bajo el nombre común de tríceps femoral.
Se inserta en la cabeza del peroné y fascia profunda en el lado externo de la tibia.

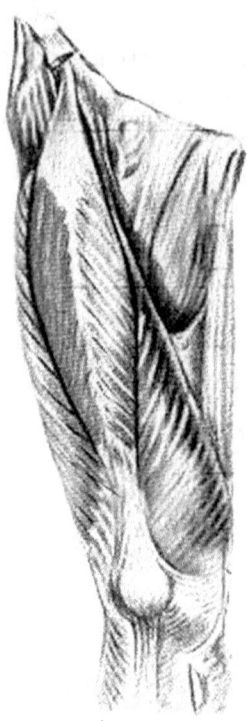

Misión

Las porciones larga y corta del bíceps producen 12 flexión y rotación externa de la articulación de la rodilla. La porción larga extiende y ayuda a la rotación externa de la cadera. Estas acciones van complementadas por los músculos semitendinoso y semimembranoso, los cuales flexionan y rotan internamente la rodilla, además de extender y ayudar a la rotación interna de la cadera.

El hecho de que estos músculos vayan inervados por el nervio ciático suele ser fuente de frecuentes problemas en la conducción nerviosa.

Síntomas de debilidad

Un primer síntoma es la excesiva extensión de la rodilla, sobre todo en deportistas que hacen uso excesivo de las piernas, como es el caso de futbolistas, bailarines, patinadores, artistas marciales, corredores, alpinistas, etc. Estos deportes potencian grandemente el cuadriceps y, por tanto, la extensión de la pierna se realiza con fuerza y eficacia. De no existir en la parte posterior un robusto músculo (el que ahora estudiamos) que frene esta inercia, los problemas de rodilla aparecerán inevitablemente.

La debilidad también dará lugar a inestabilidad lateral en la rodilla y las piernas se arquearán cuando se vaya cargado.

Exceso de musculación

Por el contrario, una excesiva musculación del tríceps o también una falta de elasticidad provocarán una rodilla ligeramente flexionada y la rótula tenderá a salir hacia arriba. Además, la pelvis se inclinará hacia atrás y disminuirá la curvatura lumbar.

Músculo antagonista

El cuadriceps femoral.

Músculo sinérgico

El poplíteo.

Sartorio

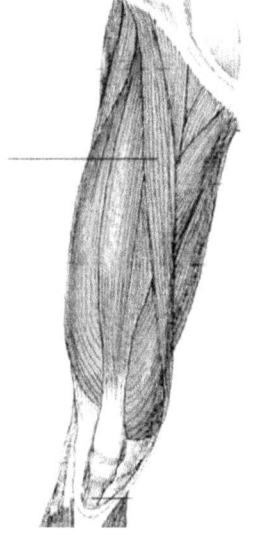

Origen

Se origina en la espina iliaca antero-posterior y se inserta en la tibia mediante un largo tendón.

Misión

Produce la flexión, rotación externa y la separación de la articulación de la cadera. Flexiona la articulación de la rodilla y la rota internamente. Crea una separación bien visible entre el cuadriceps y los aductores.

Aunque es el músculo más largo del cuerpo solamente se aprecia a simple vista en personas muy musculadas. Ayuda a cruzar una pierna sobre otra cuando estamos sentados y permite llevar la planta del pie a la rodilla contraria.

Exceso de tono

Produce la separación de las piernas a la altura de la pantorrilla (patizambos), deformando también la cadera.

MÚSCULOS DE LA PANTORRILLA

Situados en la parte posterior de la pantorrilla, contribuyen a formar la gran masa muscular de esa zona. Los soleos y gemelos realizan la flexión del pie y son la fuerza impulsora para la marcha y el salto. Los gemelos, a su vez, ayudan a la flexión de la rodilla, impiden la extensión máxima de la pierna protegiendo así la rodilla y flexionan la articulación del tobillo.

El soleo posee un efecto estabilizador que equilibra la pierna cuando se está en posición erecta y nos permiten ponernos de puntillas.

Un punto controvertido sobre la posición de los pies al andar es el hecho de si hay que tratar de andar con ellos paralelos o no, pero está claro que, factores estéticos aparte, los pies deben adoptar al menos un ángulo de 10°, ya que llevarlos paralelos dislocan la rodilla y la separa entre sí. Igualmente, a medida que nos agachamos el ángulo de apertura debe aumentar hasta al menos en 45° en la flexión profunda.

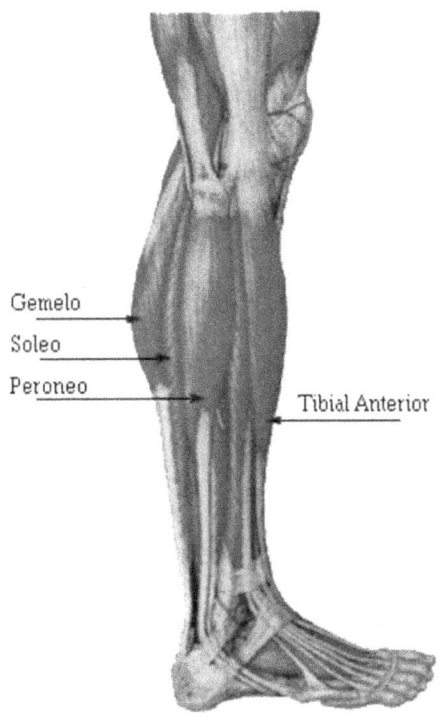

Gemelo

Soleo

Peroneo

Tibial Anterior

Soleo

Es un músculo ancho de forma aplanada que comienza en forma de herradura en el cuarto superior y la cabeza del peroné. Sus haces musculares son cortas y terminan en un gran tendón que se une para formar el tendón de Aquiles.

Plantar

Es un músculo corto pero con un tendón largo. Su origen se realiza en el extremo del fémur, junto con los gemelos y el soleo, y en el lado interno del tendón de Aquiles, para terminar en la planta del pie.

Gemelos

Gran músculo formado por dos cabezas unidas por medio de fuertes tendones aplanados. Hacia la mitad de la pierna se unen a un tendón, el cual se une a su vez al soleo para formar el tendón de Aquiles.

Misión
Los tres músculos trabajan bastante unidos, aunque cada uno con una misión diferenciada y complementaria de los otros.

Músculos sinérgicos
Entre ellos mismos.

Músculo complementario
El tríceps femoral.

Músculo antagonista
El plantar.

Síntomas de debilidad
Tumbados boca arriba, doblar la pierna y tratar entonces de flexionar el pie hacia nosotros. Si para lograrlo se necesita arquear también los dedos, será síntoma de debilidad. De igual manera, si al estar de pie tendemos a dejar la rodilla semiflexionada y más aún si tenemos tendencia a estar inclinados hacia delante, la debilidad de dicho músculo será obvia.

Los tacones de los zapatos aumentan la tendencia a llevar los pies paralelos, que, si bien estéticamente es más atractivo, terminan por causar graves problemas, entre ellos: debilidad de los ligamentos del tobillo, juanetes de dedo gordo, dedos en gatillo, arqueado de la parte anterior (empeine), hipertrofia de los gemelos, debilidad e inestabilidad del talón, deformidad de la rodilla, lordosis de la columna, varices, etc.

Una prueba de la debilidad del plantar se nota al realizar sentadillas (flexiones de rodilla), en el sentido de que el cuerpo tiende a desplazarse hacia delante y se levantan los talones.
La debilidad de los gemelos se puede averiguar poniéndonos boca abajo, piernas estiradas, y tratar entonces de flexionar las piernas contra una resistencia. Si los gemelos son fuertes, iniciarán el movimiento, se tensarán y tirarán también de la

planta del pie. Puestos de pie, la debilidad de los gemelos producirá una pierna excesivamente estirada y la rodilla metida hacia dentro.

Tibial posterior
Su misión es invertir el pie y ayudar a la flexión plantar de la articulación del tobillo.

Debilidad
La falta de musculación produce la disminución del arco del pie, altera la capacidad de elevación de los dedos y tiende a producir la cojera de los músculos gemelos.

Tibial anterior
Es un tendón fácil de ver, ya que cruza en sentido oblicuo.
Su misión es ayudar a mantener el arco plantar y actuar como dorsiflexor del mismo.

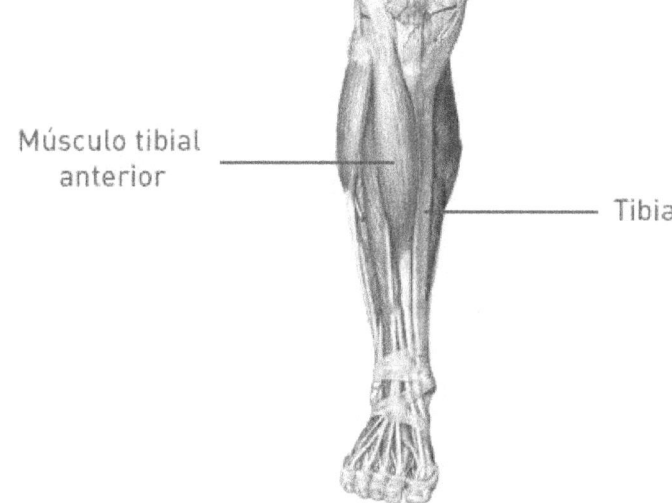

Músculo tibial anterior

Tibia

Peroneos laterales
Produce la eversión del pie y ayuda a la flexión plantar de la articulación del tobillo.

Síntomas de debilidad
Disminuye la capacidad de elevación de los dedos y altera la estabilidad lateral del tobillo, siendo una anomalía muy frecuente en niños y mujeres que llevan tacones. Ante una falta de firmeza del tobillo hay que actuar primero sobre los músculos de la tibia y tratar de estirar frecuentemente los gemelos.

Extensor común
Se une al extensor corto de los dedos que surge de los pies y entre ambos se extienden los dedos.
Proporciona la forma curvada del lado externo de la pierna.

Peroneo anterior
Su tendón se inserta en el quinto metatarsiano, siendo una parte del extensor largo.
Su misión consiste en elevar la cara externa del pie y permitir una marcha normal.

De interés
Estos músculos extensores de los pies son los grandes olvidados, ya que su musculación apenas produce modificaciones estéticas visibles y, sin embargo, son vitales para una buena estabilidad en la marcha y mucho más en el salto.
Cualquier alteración o debilidad en los tobillos (dolores en la planta, pie plano, etc.) obligará a realizar un estudio detenido de los músculos de la pantorrilla.

CÓMO FORTALECER LOS MÚSCULOS ABDOMINALES

Grupo abdominal y costillas

Hay cuatro músculos que componen el grupo de músculos abdominales: el recto abdominal, el oblicuo exterior, el oblicuo interior y el transverso abdominal.

El transverso abdominal comprende la capa más profunda y forma una faja que comprime las vísceras abdominales. Con excepción del transverso abdominal, todos los demás músculos del grupo abdominal desempeñan la función principal en la flexión del tronco. Como estos músculos están adheridos a las costillas son, así mismo, coadyuvantes en la exhalación forzada de los pulmones. Cuando la exhalación normal es un proceso pasivo, el grupo de músculos abdominales no ayuda materialmente a la exhalación.

El funcionamiento eficaz de un grupo muscular depende de la estabilización que reciben las áreas adyacentes del cuerpo, es decir, aquellas partes que proporcionan una base estable al grupo muscular involucrado en la contracción. Esta consideración es más importante a medida que aumenta el rigor del ejercicio.

Los ejercicios que no involucran de forma primaria el funcionamiento del grupo muscular abdominal son, de hecho, muy pocos, ya que prácticamente todos los ejercicios que presuponen la actividad de los grupos musculares también presuponen la de la musculatura abdominal.

Cuando se ven involucrados en la estabilización, el grupo muscular abdominal desarrolla una tensión creciente, por lo que se verifica una forma ligera de ejercicio. Para un mayor beneficio, el grupo muscular abdominal se puede ejercitar directamente. Una atención específica a este grupo muscular obviamente dará por resultado un aumento considerable de fuerza y el desarrollo de una mayor resistencia muscular.

Los ejercicios para el grupo muscular abdominal hay que hacerlos de forma progresiva. Cualquiera de las formas de ejercicio para el grupo de músculos abdominales debe continuarse hasta que se sienta una ligera fatiga muscular en la región abdominal.

Hay tres tipos de ejercicios para el grupo muscular abdominal: suaves, moderados y difíciles. En los ejercicios de categoría moderada y difícil, la tensión desarrollada dentro del grupo muscular abdominal es muy pronunciada. En ellos, la relación del tronco superior con los músculos asegura el funcionamiento eficaz de dicho grupo muscular.

El hombre es el único mamífero que, habitual y regularmente, asume una postura vertical, estática y dinámica. Desde el punto de vista de los problemas confrontados a causa de ello por los bípedos, la musculatura dorsal superior necesita acortarse por lo general, mientras que los músculos dorsales inferiores necesitan alargarse. Desde el punto de vista meramente mecánico, la región lumbar erecta, en oposición a una espalda curva o cóncava, se acomoda a las demandas impuestas por la posición de pie, por el caminar, correr o saltar.

Con respecto a la variedad, surge un punto final. A modo de aparato abdominal se puede utilizar una tabla de madera comprimida, de 45 por 200 cm. Hay que prever de modo adecuado la estabilización de la parte inferior de las piernas, forrándola de algún material grueso o cuero. Dicha tabla se puede utilizar para colocar el cuerpo en varios grados de inclinación.

Las formas de ejercicios para los músculos abdominales son numerosas. Con esta tabla mencionada podemos desarrollar todos los ejercicios supinos, ya sea elevando brazos y tronco o elevando las piernas.

Algo que no hay que olvidar es que para sostener la batalla con el abdomen, hay que hacerlo de forma progresiva hasta conseguir que los músculos abdominales sean nuestra faja interior, y no recurrir al uso de prendas de contención exterior.

Hay cuatro preguntas básicas:

¿Es correcto poner las manos detrás de la nuca cuando hacemos abdominal superior?
No. Esta posición se hace con el fin de no aprovechar el impulso que los brazos puedan dar y aumentar el peso en la nuca, pero el inconveniente que tiene es que la gente termina por hacer fuerza con las manos en el cuello y esto es muy malo para las vértebras cervicales. Para elevarnos con el abdomen solamente hace falta eso, el abdomen.

¿Los abdominales es mejor realizarlos con recorridos cortos?
El abdomen superior solamente trabaja en los primeros 45 grados de incorporación o flexión; posteriormente, serán los flexores de la cadera quienes se encarguen de la incorporación total. Sabido esto, podemos trabajar uno u otro músculo.

¿Es cierto que tener unos abdominales fuertes debilita la espalda?
Es una alteración muy frecuente en los deportistas, los cuales insisten demasiado en los abdominales y descuidan los músculos de la parte posterior, quizá porque no se ven, quizá porque es más difícil lograr una buena definición en ellos. Con los músculos abdominales hipertrofiados siempre se perjudica la espalda.

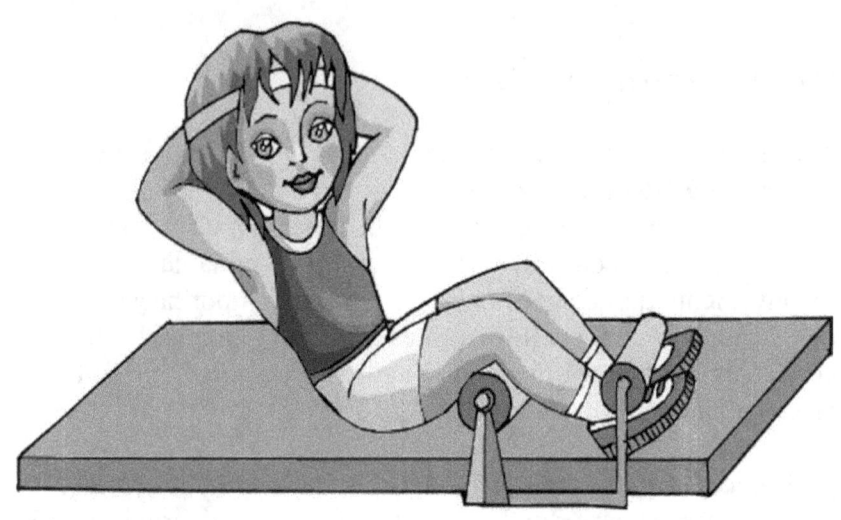

¿Es mejor tener los pies recogidos y sujetos al realizar abdominales?

El esfuerzo es mayor cuando mantenemos todo el cuerpo perfectamente estirado, qué duda cabe, pero hacerlo así provoca contracciones muy fuertes en las vértebras lumbares. Si se prefiere hacerlo totalmente estirado, será conveniente colocar debajo de las rodillas un pequeño cojín que evitará en parte este problema. Si preferimos poner las rodillas flexionadas, aliviaremos en parte el esfuerzo del abdomen y el ejercicio será más fácil de realizar, por lo que los progresos serán más lentos, pero al menos habrá menos riesgo de lesión vertebral.

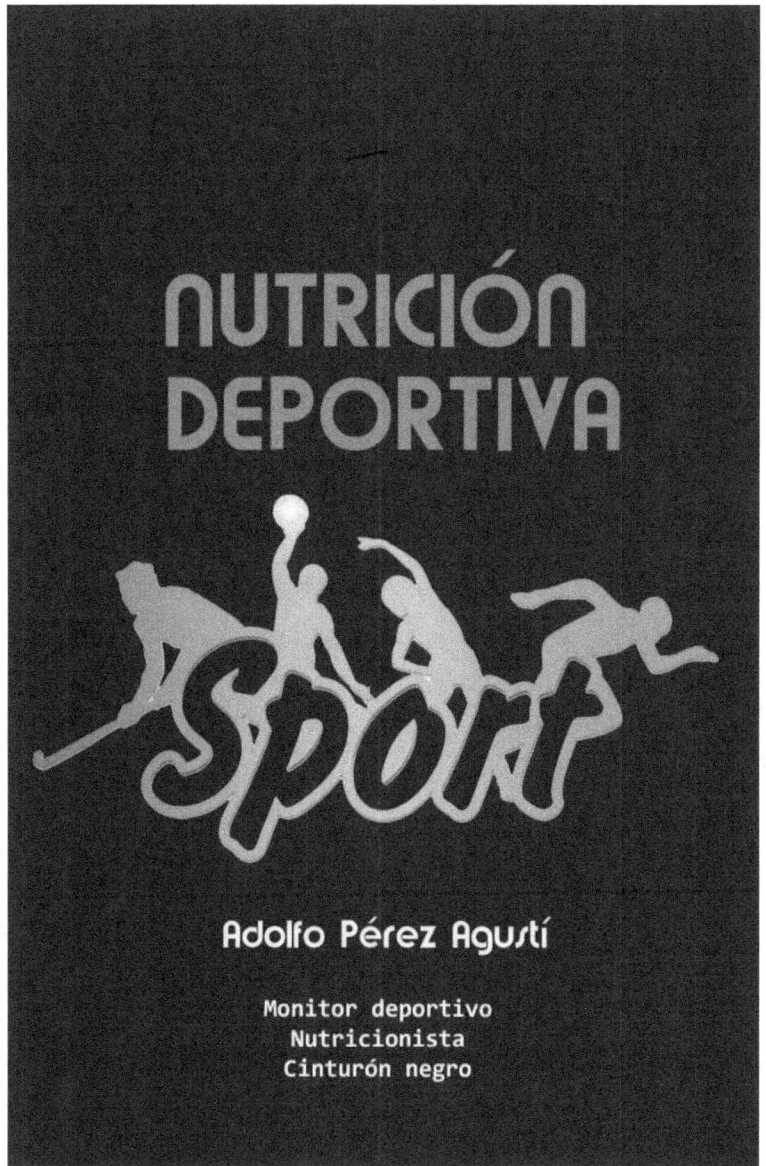

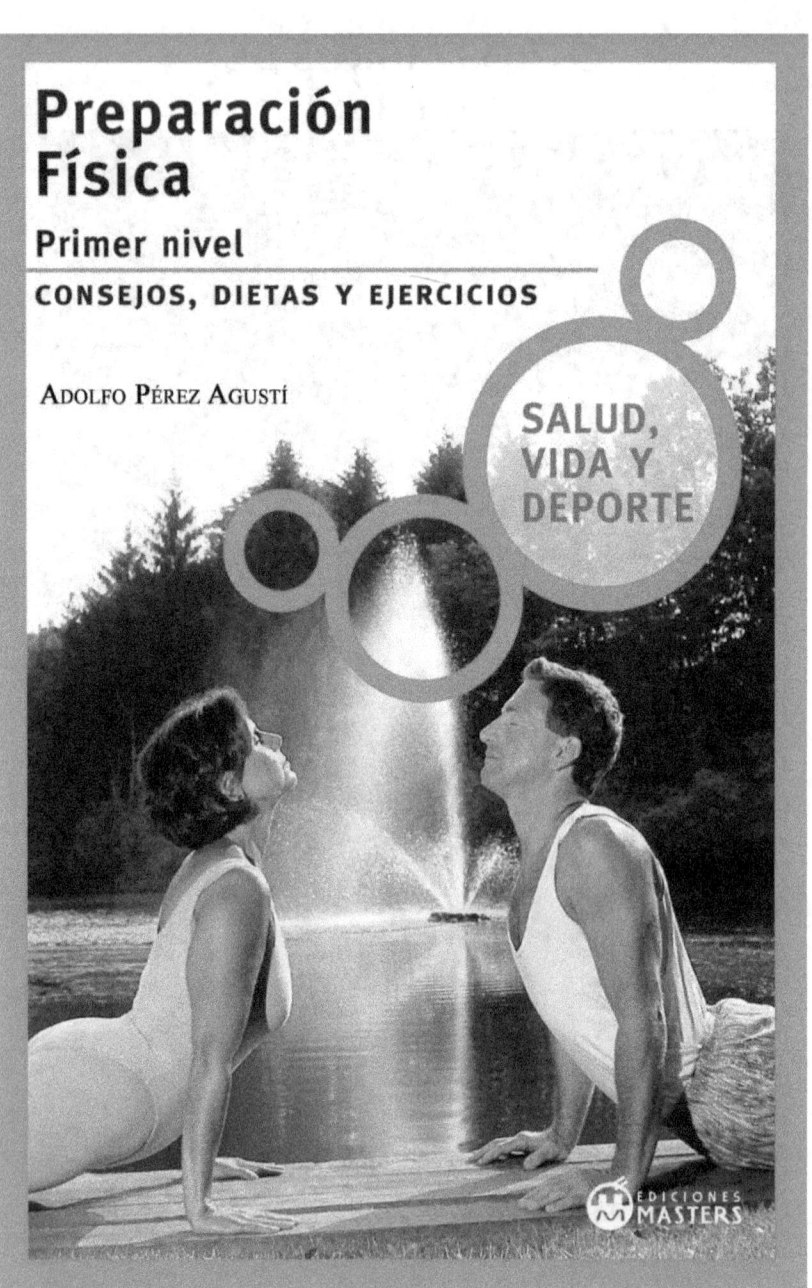

Preparación Física

Primer nivel

CONSEJOS, DIETAS Y EJERCICIOS

Adolfo Pérez Agustí

SALUD, VIDA Y DEPORTE

EDICIONES MASTERS

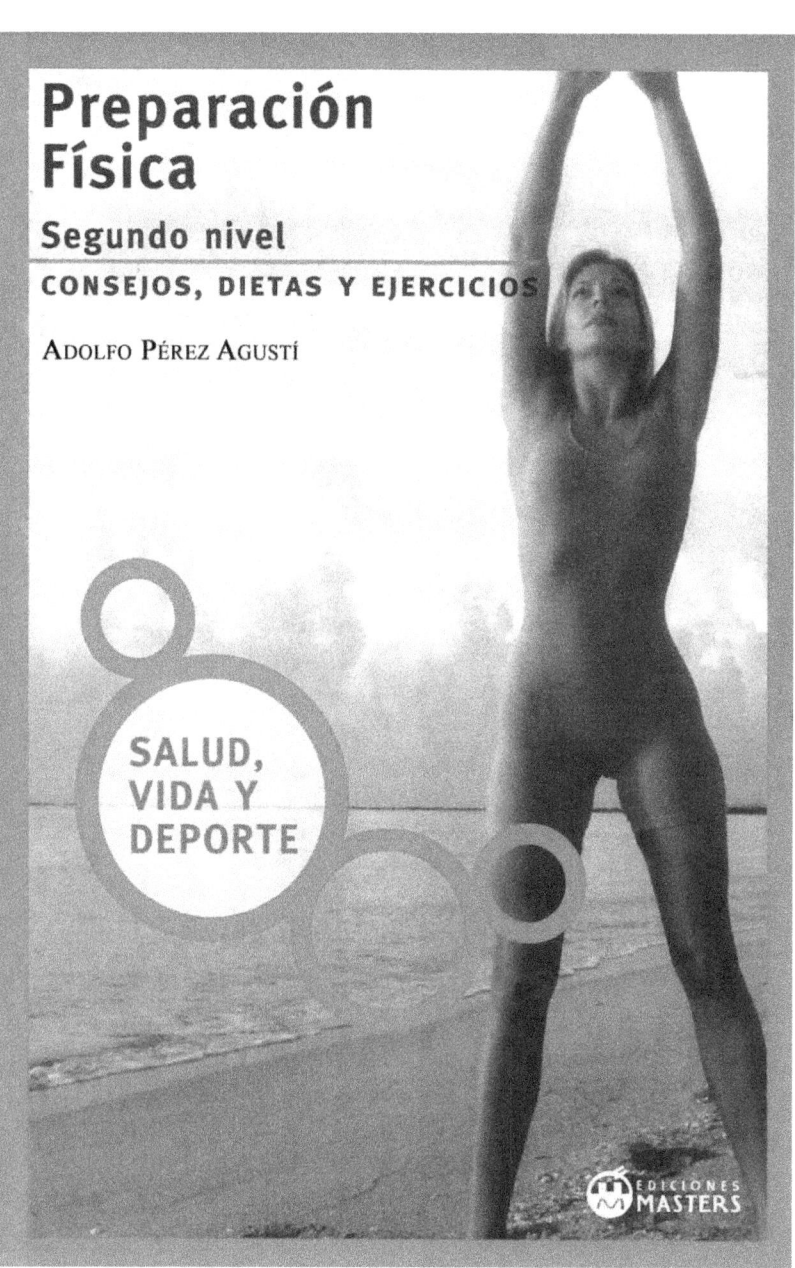

Preparación Física

Segundo nivel

CONSEJOS, DIETAS Y EJERCICIOS

ADOLFO PÉREZ AGUSTÍ

SALUD,
VIDA Y
DEPORTE

EDICIONES
MASTERS

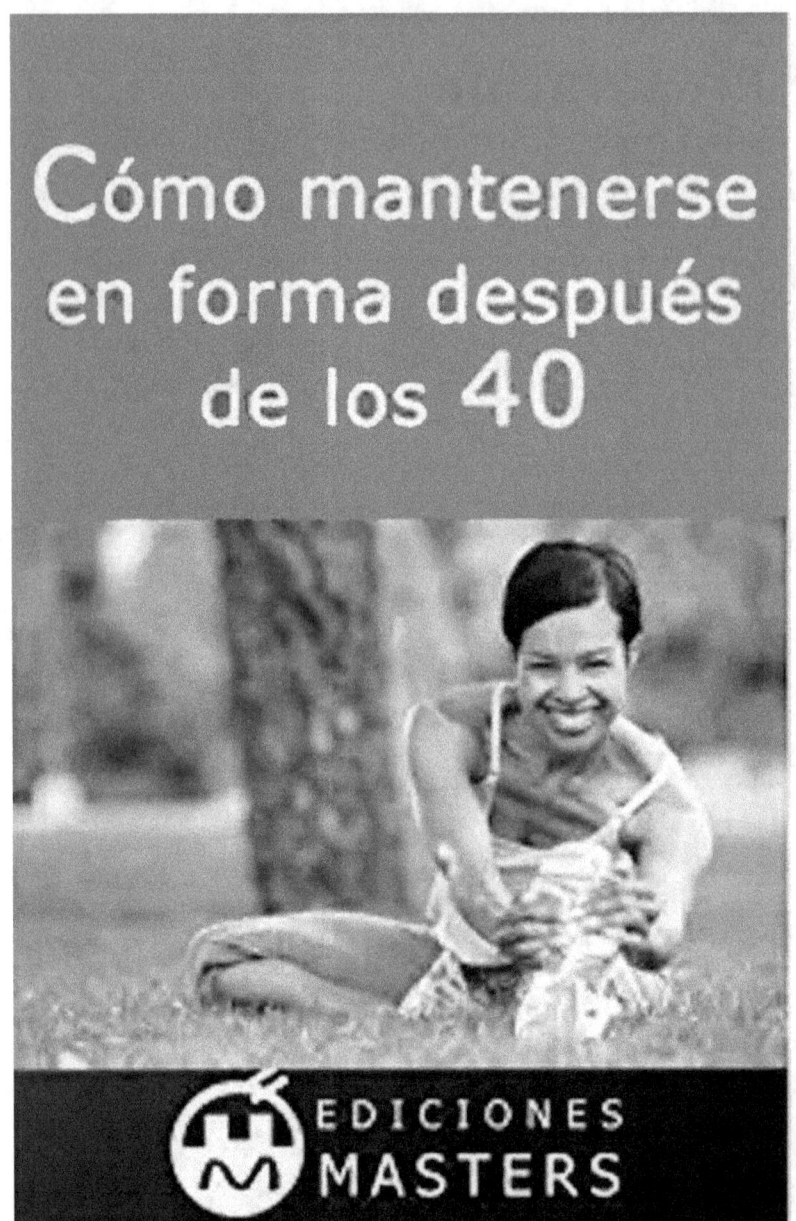

Secretos para ser un campeón

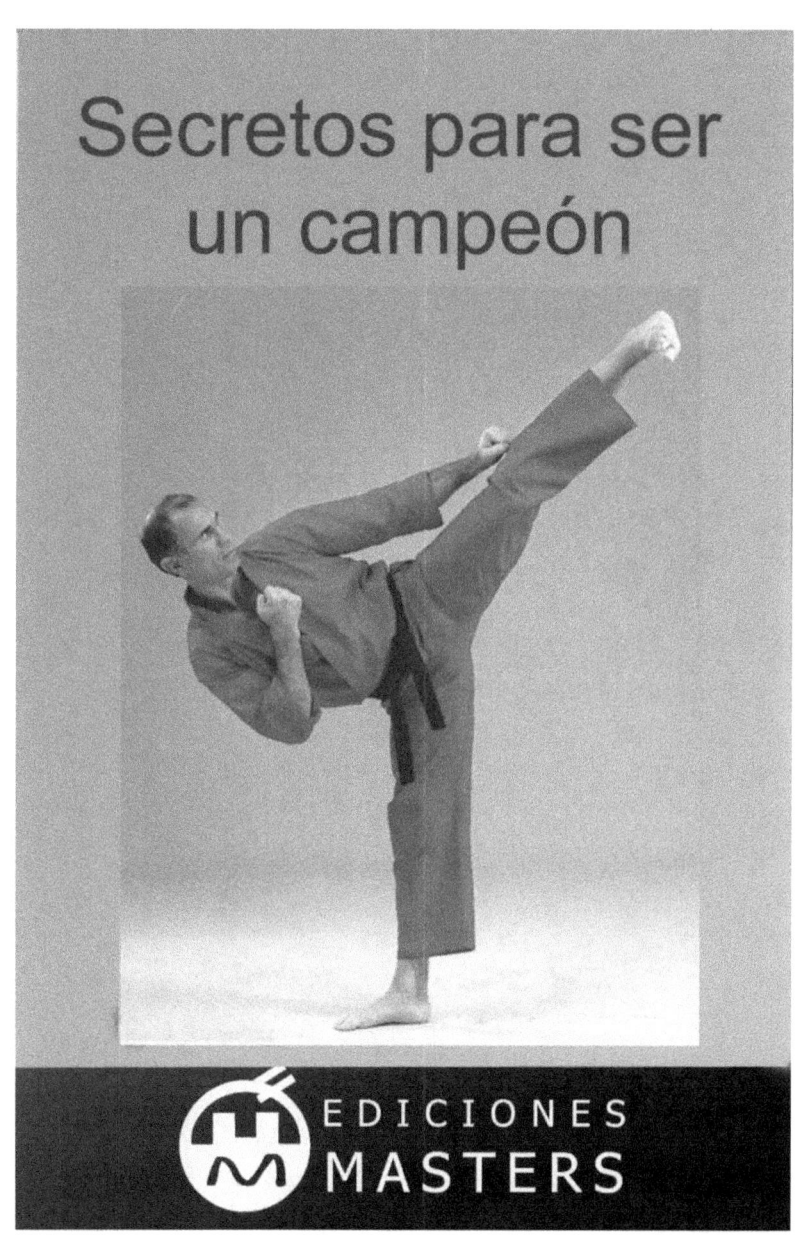

EDICIONES MASTERS

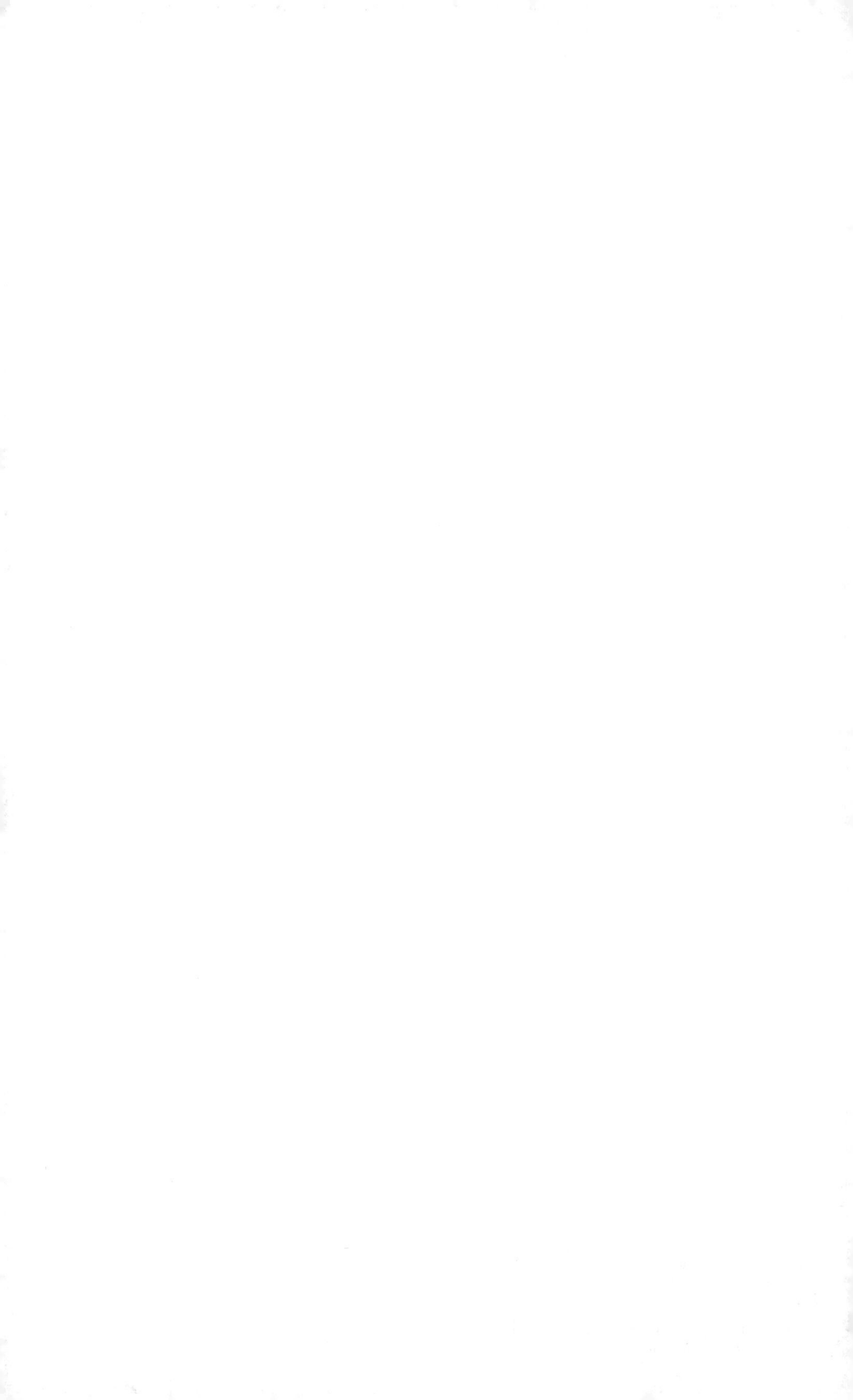

www.ingramcontent.com/pod-product-compliance
Lightning Source LLC
Chambersburg PA
CBHW070916290526
45795CB00001B/333